Dr R.-J.-L. GIGNIER

Le Cœur Pathologique

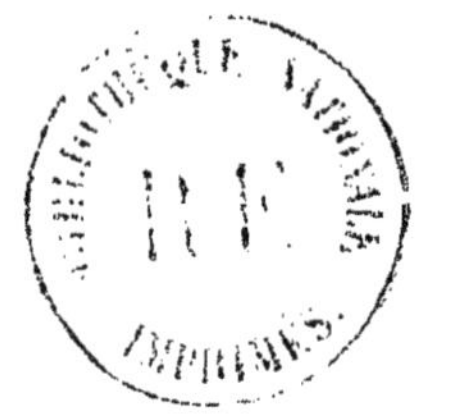

étudié par

la Radioscopie Orthogonale

LYON. — IMP A. REY

LE
CŒUR PATHOLOGIQUE
ÉTUDIÉ PAR
LA RADIOSCOPIE ORTHOGONALE

LE
CŒUR PATHOLOGIQUE
ÉTUDIÉ PAR
LA RADIOSCOPIE ORTHOGONALE

PAR

Le Dr Raphaël-Jules-Léopold GIGNIER
Ancien Externe des Hôpitaux de Lyon.

LYON
A. REY & Cie, IMPRIMEURS-ÉDITEURS DE L'UNIVERSITÉ
4, RUE GENTIL, 4
—
1904

clinique duquel on pouvait être en désaccord, tant qu'on ne disposait pas de la méthode graphique. C'est sur les conseils de MM. Frenkel et Lafon que nous avons recherché et étudié le signe de Musset qu'ils avaient déjà indiqué chez le chien. C'est le résultat de nos recherches personnelles que nous allons exposer.

Signe de Musset chez le chien.

Les expériences ont porté sur cinq chiens, MM. Frenkel et Lafon remarquèrent, les premiers, la possibilité d'obtenir le signe de Musset chez un chien narcotisé. Nous devons à leur obligeance de pouvoir reproduire le graphique inédit particulièrement probant obtenu sur le chien nº 1, fig. 4.

Les quatre autres furent examinés par nous et narcotisés au laboratoire de M. le professeur Laulanié. Avec mon ami, M. Mirabail, nous avons, pour les trois premiers chiens, pratiqué l'anesthésie par le chloralose, pensant ainsi conserver un signe de Musset plus apparent; le chloralose a, en effet, l'avantage de maintenir la pression artérielle qui s'abaisse au contraire sous l'influence du chloral. Malheureusement le sommeil donné par le chloralose est loin d'être calme, et les chiens opérés présentèrent des mouvements respiratoires convulsifs; la moindre excitation suffisait pour provoquer de violentes contractions. Ch. Richet a prouvé, en effet, que le chloralose agit sur le cerveau comme le chloral, et sur la moelle comme la strychnine. Nous avons alors ajouté à la dose hypnotique de chloralose environ 10 centigrammes par kilogramme, 1 à 2 gram-

Divers Graphiques obtenus chez le chien.

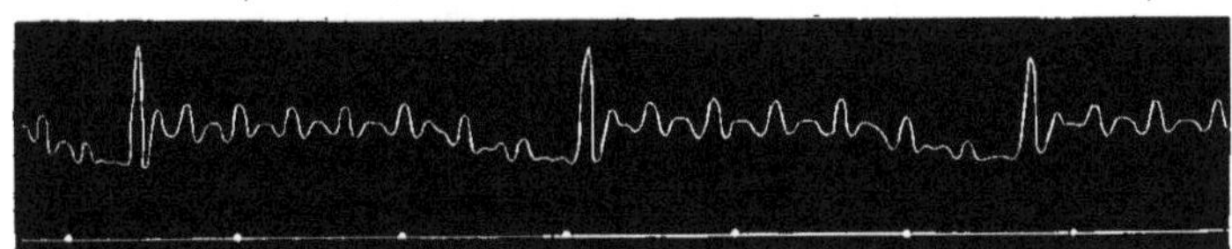

Chien n° 1. (D'après Frenkel et Lafon). — Oscillation principale et oscillation secondaire. Signe de Musset évident.

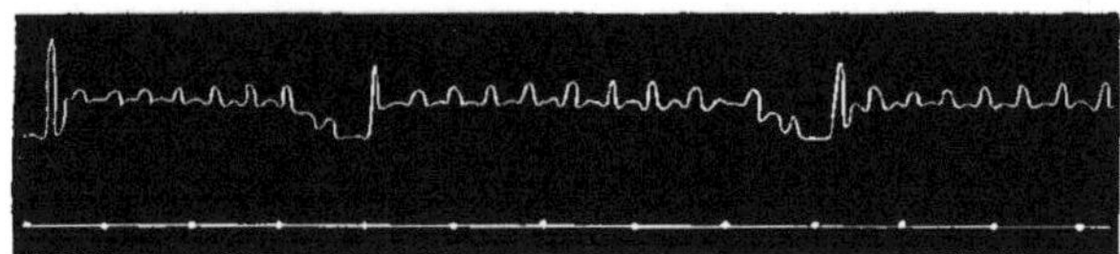

Chien n° 2. Signe de Musset indiscutable.

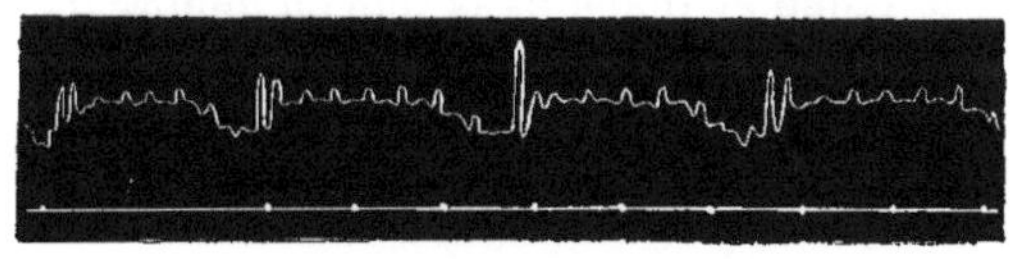

Chien n° 3. (id.)

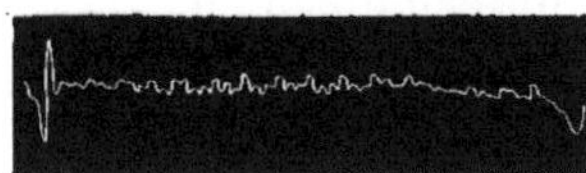

Chien n° 4. (id.)

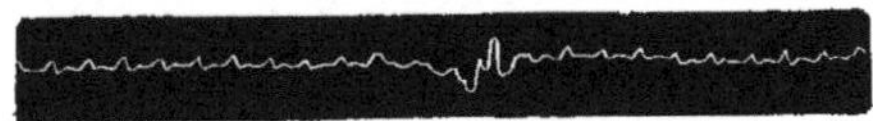

Chien n° 5. (id.)

Fig. 4

mes de chloral qui ont suffi pour provoquer chez nos chiens une immobilité absolue avec respiration calme, condition difficile à réaliser pratiquement, mais dont la nécessité s'impose pour l'obtention d'un graphique régulier.

Afin de relever la pression, nous injections dans le tronc commun des trois veines digitales communes dorsales à la partie externe de la patte postérieure, 100 à 200 centimètres cubes de solution physiologique à 7/1000. Dès qu'une anesthésie profonde était obtenue, nous procédions à la recherche des carotides sur lesquelles nous placions un fil comme repère. Poursuivant alors la dissection, nous reconnaissions dans le fond de la plaie, les vertébrales au-dessous desquelles nous placions également un fil. Ceci fait, nous détachions le chien et placions la tête en dehors de la table de vivisection sur laquelle l'animal ne reposait plus que par son corps jusqu'à l'extrémité supérieure du sternum. Dans cette attitude favorable à l'examen de l'oscillation céphalique, la tête penchait librement, et il nous était facile de faire appuyer le tambour à ressort sur le museau du chien.

Tout d'abord nous avions, pour opérer plus facilement, lors de la ligature des carotides et des vertébrales, laissé le chien couché sur le dos, mais cette position, peut-être à cause du poids de la tête ou pour tout autre motif qu'il nous est difficile de pénétrer, ne nous donnait pas de tracés bien nets.

Le museau du chien étant appliqué avec une légère pression sur le tambour, nous prenions le tracé du signe du Musset. Pour l'un des chiens, le chien n° 2, nous avons pris à la fois le cœur et le signe de Musset. Le cœur a été pris à l'aide du cardiographe du chien inventé par le professeur Laulanié et décrit dans la physiologie de Morat et Doyon. Il nous paraît que, dans notre tracé publié ci-dessous (ligne supérieure avant

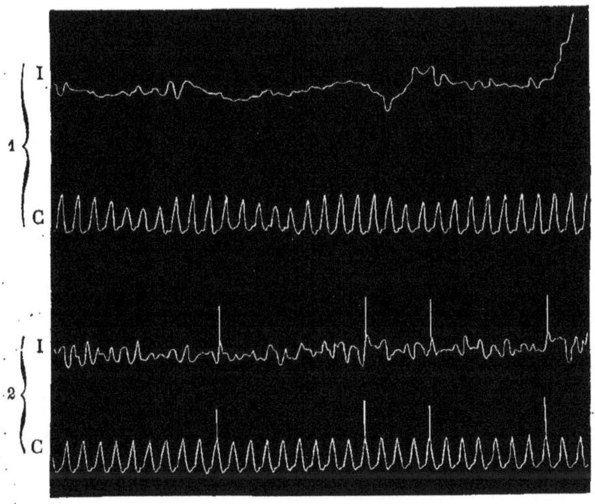

Fig. 4. — Le graphique 1, montre une oscillation céphalique douteuse. Le graphique 2, ligne supérieure, signe de Musset. — Ligne inférieure, tracé du cœur, plaide en faveur du synchronisme.

la section du bulbe, ligne inférieure après la section du bulbe et respiration artificielle), il y a bien des points repérés aussi exactement que possible qui démontrent le synchronisme comme il est aisé de s'en assurer à l'aide du compas.

Dès que notre tracé du signe de Musset était assez net, nous cessions un moment l'inscription et pinçions les carotides et les vertébrales. Le chien n° 1 ne subit pas cette opération, le chien n° 2 mourut avant les ligatures, le troisième eut une période d'asphyxie avec mouvements respiratoires saccadés ; ce n'est donc qu'un tracé que nous apportons ici, celui du chien 4, qui seul résista à l'épreuve. Les oscillations céphaliques ne présentent pas l'amplitude des oscillations obtenues sur leur chien par MM. Frenkel et Lafon, mais elles sont d'une netteté suffisante pour servir de base à notre discussion. (Tracé 1, fig. 5.)

Après avoir lié les carotides et les vertébrales, nous prenons un tracé. Conformément aux prévisions de M. Frenkel, nous observons une diminution presque absolue de l'oscillation de la tête comme en témoigne le tracé 2.

Désireux de supprimer toutes les anastomoses et d'abolir toute circulation intra-cérébrale, nous lions en masse le cou après avoir au préalable sectionné la trachée et introduit une canule afin que l'animal n'asphyxie pas. Le résultat particulièrement probant nous est offert par le tracé 3, qui nous donne une ligne absolument droite. Par une chance inespérée et sous l'influence du sérum donné graduellement, le cœur battait toujours avec une certaine activité. Nous enlevons vite nos ligatures et nous reprenons un tracé nouveau qui, quoique manquant un peu d'amplitude, nous permet de reconnaître le signe de Musset rétabli chez l'animal. Tracé 4.

Le chien n° 1, était âgé de cinq à six ans, le chien n° 2 d'un an, le chien 3 et 4 de quatre ans.

Dans le cours de ces expériences nous avons observé quelques phénomènes intéressants. Au début de l'anes-

Expérience : Ligature des vaisseaux du cou chez le chien.

1

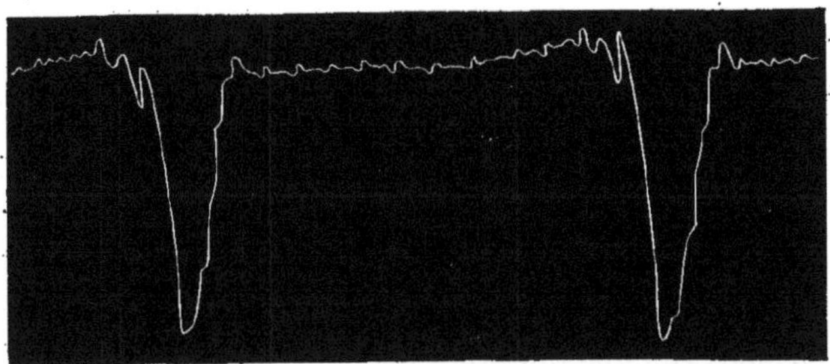

Signe de Musset, chien n° 4 (avant la ligature) oscillations céphaliques.

2

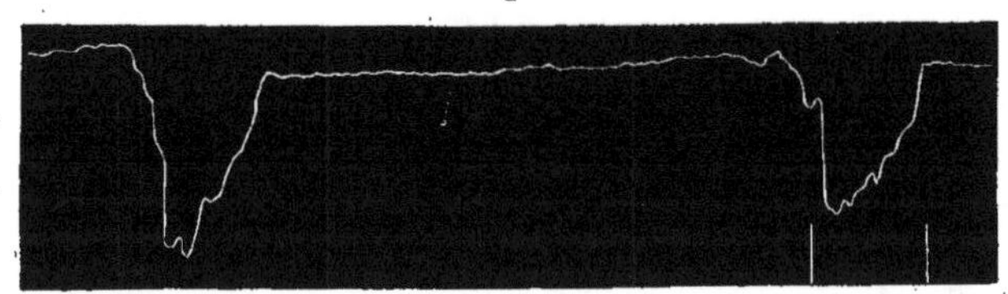

Suppression de l'oscillation rythmée, après la ligature des carotides et des vertébrales.

3

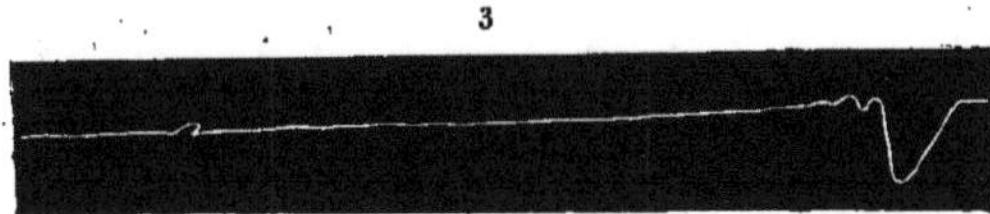

Disparition encore plus complète du signe de Musset, après la ligature en masse du cou.

4

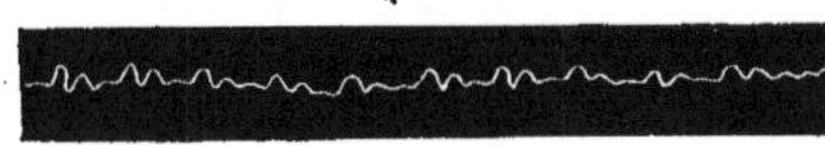

Réapparition de l'oscillation rythmée lorsqu'on a enlevé les ligatures.

Fig. 5

thésie du chien, au moment où la tension artérielle était maxima, nous avons obtenu des oscillations céphaliques très nettes ; après une anesthésie prolongée coïncidant avec des pulsations faibles, rapides, misérables, il nous était difficile d'obtenir un tracé très apparent de l'oscillation. En revanche, après une injection de sérum qui relevait la tension artérielle, l'inscription était meilleure et le signe de Musset devenait même visible extérieurement. Il eût été important d'évaluer avec précision les variations de la pression au sphygmomanomètre ; malheureusement, par suite de circonstances indépendantes de notre volonté, cette mensuration n'a pu être faite.

Il ne nous a pas paru indifférent de noter ces particularités, car elles sont un argument de grande valeur en faveur de la généralité du signe de Musset que l'on peut augmenter ou diminuer d'intensité en faisant varier parallèlement la pression artérielle.

Notre expérience prouve, en outre, qu'on ne peut admettre la participation de la colonne vertébrale dans la transmission des mouvements cardiaques, du moins d'une façon générale et, à ce point de vue, la question nous paraît définitivement jugée.

D'ailleurs, un des arguments qui plaidait le plus en faveur de la transmission sanguine et qui devait *a priori* la rendre plus plausible était l'existence de l'oscillation du pied chez les sujets assis, les jambes croisées, signalée par Landois, Delpeuch, Valentino, Frenkel, et bien des auteurs.

A ce propos, nous devons ajouter que nous avons toujours obtenu l'oscillation, même lorsque le sujet n'avait pas les jambes croisées. Voici notre technique :

Nous plaçons la cuisse, reposant sur le bord de la table, la jambe pendante. Notre procédé nous paraît supérieur à celui des auteurs précédents. Dans la position qu'ils décrivent, les muscles jumeaux et le soléaire reposent directement sur le genou et leur augmentation de volume, au moment de la poussée sanguine, peut déterminer une propulsion du pied dont le mécanisme est certainement complexe. Dans notre position, l'artère comprimée, ou plutôt fléchie, soulève très simplement à chaque passage de l'onde pulsatile la jambe

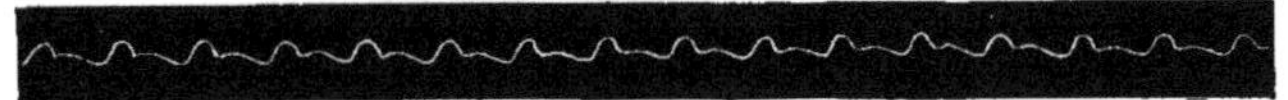

Fig. 6. Oscillations du pied. Le sujet est commodément assis sur une table élevée et ses deux jambes non croisées tombent librement.

que son poids tend à maintenir inerte contre le plan du support ; le petit mouvement ainsi produit est augmenté par la longueur de la jambe agissant comme bras de levier et se traduit à l'extrémité du pied par une oscillation très apparente comme celle que nous rapportons ici. (Fig. 6.)

Ce tracé reproduit en somme un tracé du pouls où nous ne retrouvons ni ce dichrotisme, ni ce trichrotisme exagéré que signale Beaunis.

Enfin, pour confirmer définitivement les idées de M. Frenkel, nous avons pris des tracés de l'oscillation céphalique chez des sujets sains : sur trois sujets âgés de vingt-trois, vingt-deux, vingt-quatre ans. MM. M... B... L... étudiants en médecine, nous avons pu obtenir des tracés différents en amplitude, mais traduisant toujours graphiquement le signe de Musset.

Voici, à titre d'exemple, deux tracés, celui de mon camarade d'école M. A... B..., qui a bien voulu se prêter à mon examen, et qui offre extérieurement et graphiquement l'oscillation de la tête; et celui d'un autre élève de l'Ecole du Service de Santé, M. P... L... (Fig. 7).

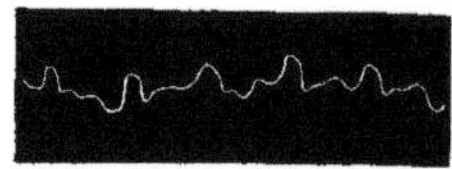

Signe de Musset. M. A. B..., élève à l'E. S. S. M.

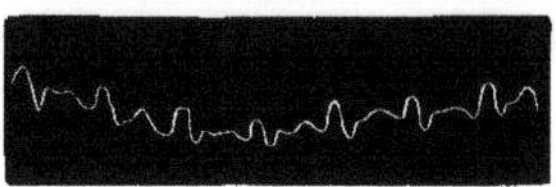

Signe de Musset. M. P. L..., élève à l'E. S. S. M.

Fig. 7

Ces divers tracés que nous avons pris dans le laboratoire de M. Laulanié, présentent les mêmes caractères que les tracés pris antérieurement sur d'autres sujets sains par MM. Frenkel et Lafon.

VALEUR SÉMÉIOLOGIQUE

Les faits si démonstratifs de Frenkel et Lafon, nos propres expériences, les récents arguments de Bucco sont suffisants pour nous faire abandonner les espérances de Delpeuch, et pour montrer qu'il y a exagération à mettre sur le même niveau le signe de Musset et les autres signes périphériques de l'insuffisance aortique, comme l'admet M. Valentino dans son travail récent « Œdèmes et Hydrorhées *(Revue de médecine)* » où il signale dans une observation l'absence du pouls de Corrigan et du signe de Musset, auquel il paraît donner ainsi la même valeur.

C'est ainsi que, dans le cours d'une petite enquête faite auprès d'un photographe, ce dernier nous fit part d'une remarque curieuse qui, peut-être, n'est pas un hors-d'œuvre ici. « Certaines gens nous dit-il ont des mouvements de tête imperceptibles « cadencés » qui les gênent pour poser et altèrent dans l'épreuve la régularité des traits ». Faut-il voir là une manifestation du signe de Musset larvé ou un simple mouvement émotionnel ? Dans le doute nous n'osons conclure, mais la première hypothèse est vraisemblable. En outre, mis en éveil par ce que nous savions sur la fréquence du signe de Musset, nous appliquâmes notre attention à le découvrir chez tous nos camarades et nous fûmes assez heureux pour le trouver très manifeste chez un grand nombre. L'un d'eux A. B..., élève à l'Ecole du Service de Santé militaire qui, ausculté par MM. les professeurs agrégés Frenkel et Rispal, n'a aucun signe d'insuffisance aortique offre ce signe de la façon la plus évidente, visible extérieurement ainsi que nous avons pu le faire constater à la clinique ophtalmologique le 12 octobre dernier par M. Frenkel chef de service, M. le chef de clinique et tous les assistants. Mon camarade à la sensation subjective de l'oscillation, et il en aperçoit nettement les variantes à travers les mouvements concomitants de son lorgnon. Plusieurs de mes amis d'Ecole les Drs E. D..., L. P..., J. P..., L. P..., C. L..., présentent ce signe d'une façon suffisamment nette pour qu'il soit observé sans conteste si on prend la peine de regarder ces sujets dans l'immobilité et j'ajoute qu'ils ne sont ni aortiques ni artério-scléreux.

Sur trente élèves de l'Ecole du Service de Santé militaire que j'ai examinés à cet égard :

Cinq ont un signe de Musset apparent ;

Quatre infiniment léger ;

Dix douteux, mais donneraient un tracé graphiquement ;

Onze nul extérieurement.

Cette fréquence inattendue du signe de Musset diminue sa valeur clinique, car quel sera pour le clinicien l'élément de mesure qui permettra infailliblement de distinguer le signe de Musset typique et pathognomonique du signe de Musset larvé et insignifiant? Là où le tracé graphique ne révèle qu'une différence de quantité ou mieux d'intensité, il est raisonnablement impossible de lire une différence de qualité; et l'on ne peut asseoir son diagnostic sur un signe si fragile, si polymorphe, doué d'une telle ubiquité qu'il disparaît ou apparaît sans raison bien déterminée, que les uns trouvent dans l'insuffisance aortique, d'autres dans l'anévrisme de l'aorte et de la sous-clavière, que MM. Frenkel et Bucco signalent chez les sujets artério-scléreux avec un gros cœur et des phénomènes d'hypertension, que M. Frenkel retrouve chez des sujets absolument sains, et que nous-mêmes enfin, pour mettre le comble à la généralisation de ce signe, analysons graphiquement chez le chien !

Certainement, tout n'a pas été dit sur la pathogénie de ce signe. Il reste à expliquer pourquoi, dans certains cas, il devient extraordinairement manifeste, pourquoi dans d'autres il se montre plus discrètement, et nous reconnaissons que toutes les circonstances de sa production ne sont pas encore élucidées, mais s'il est vrai que dans des cas d'insuffisance aortique le signe de Musset peut être plus marqué que celui qui existe normalement dans la bonne santé, il n'en reste pas moins démontré par nos tracés que ce n'est là qu'une nuance d'une appréciation difficile, et nous rappellerons pour déchirer le voile dans lequel s'enveloppe mystérieusement ce signe et briser les dernières objections de ceux qui admettent encore la valeur pathognomonique de ce phénomène, que quelques cas de signe de Musset chez des gens d'une santé florissante approchent de très près en intensité le signe de Musset déclaré par eux pathologique et pathognomonique de l'insuffisance aortique.

Que résulte-t-il de l'étude de ces faits? Toute analyse doit être judicieusement suivie d'une synthèse qui donne une formule précise d'appréciation et tire de l'ensemble des faits expérimentaux et cliniques des conséquences pratiques.

Eh bien, il nous paraît que les premiers auteurs séduits par un signe qu'ils croyaient pathognomoniqne de l'insuffisance aortique ou de l'anévrisme de l'aorte se sont trompés en adaptant à la conception pathogénique de ce signe la physiologie pathologique de l'insuffisance aortique ou de l'anévrisme de l'aorte. Il faut revenir à une interprétation plus simple et il faut être moins ambitieux au sujet de la valeur clinique du signe de Musset. Assurément les alternatives de haute et de basse pression rendent bien compte du signe de Musset dans l'insuffisance aortique qui s'accompagne de battements carotidiens si faciles à apprécier qu'ils ont reçu le nom expressif de « danse des artères ». Mais ces alternatives de haute et de basse pression, ces grandes variations de la tension ne sont point spéciales à l'insuffisance aortique. On trouve dans le livre si remarquable de M. Marey[1] des développements très étendus sur les forces qui président à la circulation du sang et à sa tension, à l'état physiologique. Mais la physiologie pénètre la pathologie qu'elle éclaire souvent d'une lumineuse clarté. Or, en clinique, il y a nécessité comme le montre le professeur

[1] Marey, *Physiologie médicale de la circulation du sang.*

Potain dans son bel ouvrage sur la pression artérielle à faire intervenir cette notion de la tension dans des conceptions pathogéniques où la fantaisie et les explications *a priori* tiennent la plus grande place.

Il faut, d'autre part, tenir compte du système nerveux, facteur important qui règle aussi les grandes oscillations de la tension artérielle. Depuis longtemps, F. Franck a montré qu'il ne fallait pas chercher, comme on avait trop de tendance à le faire jusqu'ici, l'explication des principaux signes de l'insuffisance aortique dans la production de l'onde de retour intra-vasculaire. Ne savons nous pas en effet que, dans certains cas, les lésions du plexus nerveux aortique peuvent par leur irritation provoquer dans tout le torrent de la circulation des modifications de pression capables de donner lieu aux signes physiques de l'insuffisance aortique préalablement signalés. Tous ces faits sont de la plus haute importance. Ils nous expliquent pourquoi en clinique, comme l'apprend M. le professeur Teissier, on peut observer chez certains névropathes des accidents particuliers correspondant petit à petit au syndrome de l'insuffisance aortique, y compris le tracé cardiographique et auxquels il a donné le nom d'aortisme, bien que ces malades ne présentent pas la plus légère trace de cette lésion d'orifice.

En somme, cette digression n'était point inutile, si l'on songe aux causes infinies d'ordre mécanique, chimique, toxique qui peuvent modifier la tension artérielle. C'est ainsi qu'hier encore, MM. Jourdin et Fischer, deux médecins de l'armée, étudiaient dans la

Revue de Médecine l'élévation et les oscillations de la pression dues aux produits toxiques ; il est donc facile de concevoir qu'un même phénomème, un signe d'origine vasculaire par exemple puisse être produit par des facteurs fort divers.

Le signe de Musset subit la loi commune. Il en est de lui, et même à un degré plus grand, en raison de sa généralité plus grande, comme il en est souvent du pouls de Corrigan que l'on a retrouvé chez certains anémiques, chez les typhoïdiques, chez les saturnins, chez les femmes atteintes d'infection puerpérale et même chez les sujets sains. (Tracés de MM. Laulanié et Frenkel). Cependant le signe de Corrigan, s'il n'est pas pathognomonique de l'insuffisance aortique, est un signe probant de cette affection. Le signe de Musset n'est ni probant ni pathognomonique. Il est l'expression des variations de la tension. Nous apprendrions qu'on a retrouvé le signe de Musset intense dans la maladie de Basedow, où les carotides ont des battements si violents qu'ils se traduisent à la vue par un mouvement de reptation des plus accentués, que nous n'en serions pas surpris. Car, logiquement la même violence d'impulsion doit se produire dans la totalité du département de la carotide interne, de sorte que le cerveau et la tête peuvent être ébranlés par ces pulsations énergiques comme l'est le cou par celles des carotides externes.

Nous voyons donc que la valeur séméiologique d'un signe emprunte un rapport très étroit avec sa pathogénie. Appliquons les données simples exposées plus haut au cas actuel de l'oscillation céphalique, et nous verrons que la valeur clinique de ce signe diminue en présence d'un mécanisme que bien des états différents sont susceptibles de réaliser. Partons de ce schéma très simple : tête immobile recevant une ondée sanguine. Les recherches déjà anciennes des frères Weber ont démontré que, quand la tête est droite et de façon que la face soit dirigée en avant et aussi un peu en haut, elle se trouve en équilibre sur les condyles de l'occipital. Dans cette situation, le centre de gravité est contenu dans le plan vertical qui passe par le centre de gravité des mouvements des deux condyles. Mais, comme ce centre est placé au-dessus de la base de sustentation et que tout déplacement communiqué dans le sens des deux mouvements possible de flexion et d'extension tend à le faire descendre, la tête ainsi placée est dans un équilibre très instable que le moindre excès de tension vasculaire surtout un brusque changement de tension peut faire déplacer. Enfin, dans les cas où, par suite d'artério-sclérose, l'élasticité artérielle qui transforme en un jet continu un jet intermittent et saccadé serait considérablement diminuée, il nous paraît qu'il y aurait là une condition éminemment favorable à l'oscillation de la tête. De la diminution de l'élasticité il résulte en effet deux choses : d'une part, une exagération des à-coups et une élévation des maxima ; de l'autre, une inégale répartition dans les différents segments de l'arbre circulatoire. Et cela est si vrai que les derniers malades de M. Bucco présentent simplement de l'artério-sclérose diffuse.

Les vues de M. Frenkel reçoivent le double contrôle de l'expérimentation et de la clinique et nous sommes autorisé à conclure.

A MON PERE ET A MA MÈRE

Je dédie cette thèse inaugurale comme une faible marque de ma reconnaissance pour leur admirable et patient dévouement

R. G.

A MES SŒURS

A notre Président de Thèse

MONSIEUR LE PROFESSEUR SOULIER

Professeur de Thérapeutique.

A notre Maître

MONSIEUR LE DOCTEUR CHATIN

Professeur Agrégé à la Faculté,

Médecin des Hôpitaux.

A MONSIEUR LE DOCTEUR DESTOT

Directeur des Laboratoires de Radiographie des Hôpitaux de Lyon.

A l'heure où nous considérons les années révolues de nos études médicales, il nous est agréable de dire que l'Hôpital nous a donné abondamment, avec l'excellence de son enseignement pratique, la vraie substance de l'éducation médicale. C'est donc à nos maîtres dans les hôpitaux que vont nos sentiments les meilleurs, respectueux et reconnaissants, et le regret de les quitter.

Dans le service de M. le D Mouisset, il y a longtemps, à la Croix-Rousse, nous avons commencé à nous initier à la clinique médicale ; c'est son service encore, à l'Hôtel-Dieu, que nous avons fréquenté pendant ces derniers mois. Notre voix n'est sans doute pas assez autorisée pour dire notre admiration envers ce maître, sa grande expérience du malade, son habileté à dépister le moindre signe, à établir un diagnostic ferme avec une précision méticuleuse. Mais ce que nous avons le droit de rappeler, c'est l'affectueux accueil qu'il nous a toujours fait, c'est le réconfort apporté par l'estime qu'il nous a marquée de manières diverses, en maintes circonstances, et c'est la grande reconnaissance que nous lui en gardons.

Nous avons appris les pansements, la petite chirurgie en général, dans le service de M. le professeur agrégé Vallas, en y travaillant à titre bénévole.

En qualité d'externe des hôpitaux, nous avons eu pour chefs de service, successivement :

M. le Dr Albertin, chirurgien des hôpitaux ;

M. le professeur Maurice Pollosson et M. le professeur agrégé Durand, chirurgiens des hôpitaux ;

M. le Dr Chatin, professeur agrégé à la Faculté, médecin des hôpitaux ;

M. le Dr Lannois, professeur agrégé à la Faculté, médecin des hôpitaux.

A tous nous devons beaucoup.

En particulier, nous n'avons eu qu'à nous louer de M. le Dr Albertin, sous tous les rapports.

Nous apportons ici, à M. le Dr Lannois, de très nombreux remerciements ; nous avons beaucoup appris avec lui et le temps que nous avons passé à profiter de son enseignement, à l'hôpital Saint-Pothin, dans le service des maladies nerveuses et aux consultations pour les affections des oreilles, de la gorge et du nez, est des plus agréables à nous remémorer. En outre, l'affabilité avec laquelle il nous a traité, l'aide qu'il a mise à notre service et tant d'autres preuves de sympathie qu'il nous a données, font que nous aurons toujours pour ce maître une profonde gratitude.

Quant à M. le Dr Chatin, nous lui devons tant, à des titres divers, que nous ne savons comment traduire nos sentiments envers lui : ce n'est pas seulement au maître que nous songeons, au maître qui nous a encouragé, soutenu dans nos efforts, qui nous jugeait avec une grande bienveillance, qui nous a fourni le sujet de cette thèse et son concours ; nous songeons encore au médecin qui est venu plusieurs jours de suite, dans notre petite chambre d'étudiant, à notre lit de malade, nous apporter ses soins. On ne peut payer cela par des mots de reconnaissance, de dévouement, et la grande bonne volonté de le faire y est par trop insuffisante.

Nous assurons M. le Dr Nicolas, professeur agrégé à la Faculté, médecin des hôpitaux. et M. le Dr Piéry, chef de clinique médicale, qui ont été nos chefs de service pendant que nous remplissions les fonctions d'interne suppléant, de l'excellent souvenir que nous conservons d'eux.

M. le Dr Siraud, professeur agrégé à la Faculté, s'est acquis de grands droits à notre reconnaissance pour l'efficace appui mis si volontiers à notre disposition.

Nous remercions vivement M. le Dr Destot qui a été notre collaborateur précieux dans l'élaboration de notre thèse, et MM. les Drs Devic, Mollard et Bret, chefs de service à l'hôpital de la Croix-Rousse, qui ont bien voulu nous communiquer des observations et mettre les malades de leurs salles à notre disposition pour l'étude de ce sujet.

MM. les Drs E. Thiers, J. Morel, A. Porot, internes des hôpitaux, qui nous ont donné l'aide affectueuse et compétente de leur expérience, de leurs conseils, voire de leurs leçons, ont gagné notre sûre amitié.

A nos amis les Drs Benoît, Guenot, Nomblot, Schirck, Pélicand, Chabanon, interne des hôpitaux, et autres ; à notre viel ami Pierre Faysse, ex-pharmacien adjoint à l'Hôtel-Dieu, pharmacien de première classe à Pont-Saint-Esprit, avec lequel nous avons mis presque entièrement en commun notre existence de dix années ; à nos autres amis connus durant notre passage à Lyon, Brouillet, Chapard, Delerce, Marchal, Odobez, Pétavit, Amédée Krüger, nous renouvelons ici l'assurance que les bons moments que nous avons passés ensemble vivront dans notre mémoire.

INTRODUCTION

L'idée était vaste qui présida à la genèse de ce travail. Frappé de l'importance, grandissante avec les perfectionnements des procédés de recherches, qui s'attache à la radioscopie des organes viscéraux pour la précision, ou, quelquefois même, l'affirmation d'un diagnostic; considérant la grande diversité des interprétations selon les observateurs, il nous avait paru nécessaire de chercher à établir des données exactes. Bornant nos investigations au cœur, réunir méthodiquement des preuves convaincantes, en tirer des formules, des descriptions, des définitions, en un mot, énoncer ce qu'on pourrait appeler *les lois du diagnostic radioscopique* pour les affections cardiaques, voilà ce que nous avions voulu faire.

Nous avions trop embrassé.

Près de six mois de recherches sur presque tous les cardiaques hospitalisés à la Croix-Rousse nous ont permis, certes, de trouver quelques rapports intéressants de l'ombre cardiaque, variables selon les sujets et selon la nature de la cardiopathie, mais non de changer en lois les hypothèses dont nous espérions la vérification.

Assez souvent, l'interprétation que nous étions enclin à donner, selon tel aspect de l'ombre d'une affection cardiaque, n'était pas en accord avec la clinique. Il aurait fallu, pour conclure, pouvoir toujours nous baser sur une autopsie. Or, comme on le verra au cours de cet ouvrage, pour le grand nombre de cas examinés, nous n'avons eu qu'un nombre extrêmement restreint d'autopsies.

Ce que nous aurons tenté, seul l'achèvera quelqu'un qui, pendant des années, examinant des centaines d'ombres cardiaques, arrivera, par suite, à former un faisceau important de preuves anatomo-pathologiques.

Nous donnons donc, dans ce qui suit, uniquement les résultats qui sont à mettre en doute le moins possible. Nous espérons qu'ils seront utiles à ceux qui viendront après nous dans ce même champ de recherches.

LE
CŒUR PATHOLOGIQUE
ÉTUDIÉ PAR
LA RADIOSCOPIE ORTHOGONALE

HISTORIQUE ET CRITIQUE DE LA RADIOSCOPIE ORTHOGONALE APPLIQUÉE A L'EXAMEN DU COEUR

Depuis le début de la radioscopie simple, tous les auteurs se sont préoccupés de la nécessité de transformer les projections coniques en projections droites ou cylindriques, de façon à supprimer toutes les aberrations résultant de l'interposition plus ou moins épaisse des parties molles qui séparent les organes à examiner de l'écran.

Avoir les ombres portées des objets dans leur grandeur réelle, tel a été le but.

De nombreux appareils et de nombreuses méthodes ont été créés pour l'atteindre.

Pour les exposer, nous ne suivrons pas ici un ordre chronologique, mais rationnel.

La méthode empirique a eu comme représentants MM, Variot et Chicotot. Ces auteurs ont mesuré à différentes reprises et sur un nombre considérable de sujets l'épaisseur qui séparait le cœur de l'écran; cette estimation étant faite, ils mesuraient les ombres portées sur l'écran et, sachant la distance qui séparait le tube de l'ombre portée, arrivaient à construire un triangle de correction. Cette méthode, naturellement, n'est applicable qu'à des enfants d'un certain âge et encore faut-il tenir compte des différences qni peuvent exister dans l'épaisseur des parties molles, dans les formes du thorax si variables, dans les anomalies du sternum si fréquentes au moment de la formation.

Une autre méthode a été préconisée pour le même résultat. C'est la méthode stéréoscopique.

En février 1897, MM. Destot et Sauve (de Rome), et presque en même temps MM. Rouillès et Lacroix (Bordeaux), M. Guilloz (Nancy), cherchèrent dans la stéréoscopie le moyen de ramener les ombres à leur véritable valeur.

Marie et Bihaut (Toulouse) décrivirent, sous le nom de stéréométrie, un procédé permettant de définir la profondeur et la forme des objets. Ces deux méthodes sont néanmoins différentes.

Dans le système radioscopique, on excite deux tubes de Crookes alternativement, et on observe sur l'écran les ombres portées par vision monoculaire, alternant suivant le principe posé par d'Alméida et Storch.

Dans l'autre méthode, on utilise deux radiographies. Le premier système est très compliqué comme appareillage; il permet, il est vrai, de cliver tous les plans du thorax interposé, mais les mensurations de l'image virtuelle résultant de la superposition des deux impressions monoculaires alternantes présentent de grosses difficultés.

La méthode photographique est plus simple, mais comme le cœur et le thorax sont mobiles, il devient très difficile d'éliminer les causes d'erreur tenant à ces mouvements.

M. Guilleminot a cherché depuis longtemps dans le laboratoire du professeur Bouchard à résoudre le problème par la méthode géométrique, et il faudrait ici décrire longuement les appareils ingénieux et multiples que cet auteur a imaginés pour arriver à la solution du problème. On les trouvera dans le catalogue de Radiguet, auquel nous renvoyons : recherche du plan d'incidence, géomètre, tables spéciales, méthode d'inscription par le pouls, par points, création de fiches radiographiques (skiagrammes orthogonaux), on peut dire que M. Guilleminot a tout tenté.

En septembre 1902, Grunmach et Hoffmann présentèrent au Congrès de radiologie de Berne deux appareils réalisant ce que la clinique demandait.

L'un, construit par la Compagnie Voltohm, utilisé à Munich, avait l'inconvénient considérable de ne pas permettre les graphiques debout. Au contraire, l'appareil de Grunmach présentait les plus grandes facilités au point de vue clinique.

C'est le dernier appareil que M. Destot a fait modifier pour lui donner les qualités nécessaires à un examen analytique complet.

Tous ces appareils orthodiagraphiques reposent sur le même principe : trouver le rayon perpendiculaire au plan d'examen, solidariser ce rayon avec le foyer d'émission des rayons X d'une part et l'appareil graphique de l'autre, donner à ce rayon perpendiculaire la mobilité la plus grande dans le plan d'inscription au moyen d'un double système de suspension analogue au craniomètre de Broca, tel est le grand principe.

Accessoirement, outre la précision donnée par la recherche du rayon perpendiculaire et la mobilité de l'inscription, on devait donner à ces appareils :

1° Les inclinaisons dans le sens vertical permettant d'opérer sur les malades couchés, assis, debout ;

2° Les variations dans l'élévation du système pour répondre à toutes les tailles ;

3° Enfin du côté de l'analyse des ombres, il fallait qu'il devînt possible :

a) D'avoir une vue d'ensemble du sujet à examiner au moyen d'un grand écran ;

b) De définir la qualité des ombres perçues au moyen du jeu des diaphragmes, deux diaphragmes concentriques permettant d'analyser la valeur des ombres perçues ;

c) D'avoir sous la main l'inscription sur un papier donnant immédiatement la mesure ;

d) Enfin, d'écrire directement sur le sujet au moyen d'un crayon dermographique, et de pouvoir ainsi retrouver après l'examen les points de repère principaux ;

e) Dernier avantage, — de définir la profondeur d'un corps faisant ombre, et sa forme. Cette dernière qualité pouvant, à l'occasion, servir à chercher une balle ou un corps étranger quelconque, ou à distinguer une plaque d'adhérences pleurales d'un corps intra-pulmonaire.

Telles sont les qualités que M. Destot a cherché à réaliser dans un appareil construit par Drault et qui nous a servi dans nos recherches.

APPAREILS ET PROCÉDÉS EMPLOYÉS

Orthodiagraphe de M. le Dr Destot. Technique du tracé de l'ombre cardiaque. Garanties apportées.

L'appareil de M. le Dr Destot — celui que nous avons utilisé dans nos recherches à l'hôpital de la Croix-Rousse — se compose d'un grand étrier dont une branche porte l'ampoule de Crookes protégée par une série de diaphragmes métalliques concentriques ; l'autre branche porte un petit écran lumineux au centre duquel se trouve fixé un crayon qui peut occuper deux positions : 1° de repos, 2° d'activité, dans laquelle le crayon passant à travers l'écran vient frotter contre le plan d'examen fixe portant un bloc de papier quadrillé. Cet étrier est suspendu par une première articulation qui lui permet d'avoir des mouvements verticaux. Cette première articulation est elle-même soutenue par une deuxième articulation à contre-poids qui permet les déplacements horizontaux.

Le plan d'examen est constitué par un cadre fixe qui, tantôt porte le grand écran, tantôt par simple déplacement, présente le bloc de feuilles quadrillées, tantôt enfin est à claire-voie et permet d'inscrire directement sur le sujet. Des sangles permettent de fixer le malade contre ce cadre.

Le réglage de l'appareil est très simple. Le plus petit diaphragme est amené au devant de l'anticathode ; on met en marche et on aperçoit sur le petit écran une plage claire très petite que l'on amène par deux vis de rappel en coïncidence exacte avec le crayon. De cette manière, on est sûr que l'ampoule émet un rayon perpendiculaire au plan d'examen et que le crayon correspond à ce rayon.

Une manivelle permet de monter ou descendre tout le système, et une articulation latérale de donner à tout l'appareil l'incidence que l'on désire depuis la verticale jusqu'à l'horizontale.

Ce qui distingue cet appareil, c'est qu'on inscrit à la fois l'ombre du cœur et le tracé du thorax ; et ce point capital permet de rapporter l'aire cardiaque non pas à un thorax schématique, mais bien au thorax examiné chez chaque sujet, le rapport de l'aire cardiaque à l'air pulmonaire étant un des facteurs d'appréciation des plus importants.

Nous n'insisterons pas sur la description de l'appareil voulant simplement montrer qu'il a les qualités de précision nécessaires alliées aux facilités pratiques les plus grandes, puisque dans l'obscurité il permet de varier les examens, de les multiplier.

Les difficultés dans l'appréciation de la valeur de l'ombre cardiaque résultent de facteurs très nombreux. D'une part, le cœur peut être noyé dans des ombres parasites (adhérences pleurales, ganglions, tumeurs du médiastin, etc.) ; d'autre part, les limites du cœur sont toujours un peu arbitraires. En effet, l'ombre du cœur se confond en bas avec l'ombre du foie et elle se poursuit en haut directement avec les gros vaisseaux, si bien qu'il convient d'indiquer quelles sont les limites que nous avons adoptées. Quand il s'agit d'ombres parasites, il faut, avant de tracer, analyser ces ombres par le jeu des diaphragmes et séparer ce qui appartient au cœur. Dans certains cas, la séparation est impossible, mais cette impossibilité même oriente le diagnostic ; les pleurésies médiastines et les péricardites sont souvent associées, et, lorsque le cœur se trouve noyé dans une masse grisâtre où les battements disparaissent, on est autorisé à chercher la péricardite avec ou sans épanchement. S'il existe un épanchement, il sera facile de le déceler par une méthode indirecte qui consiste dans l'insufflation de l'estomac. On sait qu'ainsi on réalise une coupole claire soutenue par le diaphragme et sur laquelle on voit battre l'ombre du cœur ; si, donc, l'examen supérieur est difficile, en insufflant l'estomac on verra bomber sur la courbe du diaphragme un cœur dont les battements sont comme assourdis et ralentis, et l'on pourra en tirer la conclusion qu'il s'agit de péricardite avec épanchement. Si, au contraire, les battements sont nets et vigoureux, on pourra penser à une péricardite sans épanchement ou à une symphyse cardiaque.

D'ordinaire, les ombres sont assez faciles à séparer quand il s'agit de ganglions ou de tumeurs et, si on éprouve quelque difficulté, il suffira de jalonner l'ombre cardiaque en plaçant sur le thorax du malade des lamelles de plomb enduites de substance emplastique.

Les limites du cœur sont plus difficiles à fixer : en

bas, l'ombre de la pointe vient se raccorder avec le diaphragme par un sinus gauche et par un sinus droit dont les extrémités réunies forment la corde d'un arc que l'on est obligé de négliger ; voilà pour la limite inférieure. Pour la limite supérieure, elle est fixée ainsi : si l'on suit l'ombre du ventricule gauche, on voit qu'à un moment donné la ligne plus ou moins oblique du bord gauche devient verticale et forme un angle ouvert en dehors ; en traçant une ligne horizontale par le sommet de cet angle, on limite l'aire cardiaque à sa partie supérieure.

On en est donc réduit à la nécessité de tracer, en haut et en bas, deux lignes un peu conventionnelles. Mais, comme la même convention est appliquée à tous les cas, il se trouve que les rapports que nous allons établir n'en perdent rien de leur valeur dans leur comparaison entre eux et que, si nous ne possédons pas la vérité dans l'absolu, nous la possédons dans le relatif.

DIMENSIONS DU COEUR A L'ÉTAT NORMAL

Avant d'établir les variations des dimensions du cœur dans les cas pathologiques, il était nécessaire, de toute évidence, de connaître les dimensions du cœur chez les sujets sains.

Il existait déjà à ce propos des données nombreuses et nous avons en particulier consulté Bouchard : *Traité de Radiologie médicale*, 1904, pages 805, 856, 863 ; Levy-Dorn : rapports du plus grand diamètre transverse de l'ombre cardiaque avec la hauteur de la taille chez les sujets sains, 1899, et surtout la thèse de Grognard : *Le Cœur à l'état normal*, Lyon, janvier 1903.

Les résultats apportés dans cette thèse avaient l'immense avantage d'avoir été obtenus au moyen du même appareil et des mêmes procédés que nous employions, par le même observateur, M. le Dr Destot. On ne pouvait trouver une base plus sûre.

Il ressort de ce travail que l'aire cardiaque, grand terme de comparaison, est essentiellement variable suivant les sujets et que l'évaluation d'une surface moyenne à 86 centimètres carrés environ ne peut servir que de vague approximation.

L'aire cardiaque est variable avec la taille, avec le périmètre thoracique, mais on ne peut trouver dans les chiffres obtenus une proportionnalité directe.

Ce n'est qu'avec le poids que l'aire cardiaque est

presque directement proportionnelle, et, là, MM. Destot et Grognard se sont rencontrés avec Bouchard et Balthasar dans des conclusions assez analogues.

Nous n'avons donc retenu que cette donnée significative, et nous avons cherché, d'après les chiffres contenus dans les observations de Grognard, quel rapport on obtient en divisant la surface de l'ombre cardiaque par le poids du sujet. Ces calculs, faits sur les quatre-vingt-sept cas de la thèse de M. Grognard, nous ont montré que ce rapport oscillait entre 1,10 et 1,60, et que, pour une moyenne générale, il se rapprochait de 1,40.

A la connaissance de ce rapport important, nous avons ajouté la recherche d'un autre rapport qui nous a paru très utile à considérer, — celui qu'on obtient en divisant la surface totale des champs pulmonaires par la surface cardiaque. — C'est même là un des points capitaux de notre travail et qui se rattache à cette nécessité, que nous avons montrée en parlant du procédé employé, de ne plus se servir de schémas pour y tracer l'ombre du cœur ; les dimensions, et, partant, la forme du cœur d'un sujet donné n'ont de valeur que relativement aux dimensions, aux formes des aires pulmonaires, du thorax de cet individu même, et ne gardent plus cette valeur si on les trace en les rapportant à un schéma utilisable pour tous les cas. Nous avons, nous, des dessins calqués sur la vérité même.

Nous avons calculé ce rapport de l'aire cardiaque aux aires pulmonaires en prenant comme les cent graphiques ou skiagrammes de sujets normaux et sains (élèves de l'Ecole de santé militaire) qui nous ont été communiqués par M. le Dr Destot. Il oscille entre 2,3 et 4,4, et la moyenne générale est d'environ 3,4.

Muni de ces données normales, nous voici en mesure d'aborder avec fruit la recherche et l'étude des rapports de l'aire d'ombre cardiaque avec le poids et avec les aires pulmonaires pour les cœurs pathologiques.

LE COEUR A L'ÉTAT PATHOLOGIQUE

Observations suivies des résultats obtenus par la radioscopie.

Appliquant au cœur pathologique les procédés d'étude employés pour le cœur normal, nous avons établi les deux séries de rapports dont nous parlons dans le chapitre précédent. De la simple évidence des chiffres obtenus jaillissent des constatations intéressantes, sans qu'il y ait besoin de commentaire ; c'est pourquoi, il nous suffira simplement de les rassembler en un tableau d'ensemble à la suite des observations détaillées.

Encore une fois, nous nous sommes astreint à ne pas faire plus, parce que nous ne pouvions émettre que des hypothèses sans vérification suffisante, ou même sans aucune vérification. Sans doute ce travail y perd en intérêt, mais avant tout nous ne voulons produire que ce qui nous a paru parfaitement clair. Pour plusieurs autres questions intéressantes auxquelles nous aurions voulu toucher, sur les variations de la forme de l'ombre cardiaque en particulier, nous renvoyons le lecteur aux communications de M. le Dr Destot à la Société nationale de médecine et à la Société des sciences médicales, communications qu'on trouvera dans le *Lyon médical*, numéros des 5 et 19 juin 1904, ou réunies dans un tirage à part.

Dans ce qui suit, nous désignons par P le poids du

malade, par Σ la surface en centimètres carrés de l'ombre cardiaque, par Ap la surface totale, également en centimètres carrés, des deux champs pulmonaires.

Les tracés sur lesquels nous avons fait nos calculs ont été tous pris à l'hôpital de la Croix-Rousse par M. le Dr Destot, qui en a une très grande habitude et dont la compétence en cette matière, en plus des parfaites conditions cliniques réalisées par son appareil, est une garantie de la fidélité de ces graphiques écrits, d'ailleurs, directement à l'écran, dans l'obscurité, sans qu'on puisse corriger, sur les feuilles de papier quadrillé en centimètres carrés qui ont passé ensuite dans nos mains.

Nous avons ainsi examiné, en compagnie de M. le Dr Destot, 72 cœurs chez des sujets malades : un registre spécial, où tous ces tracés ont été reproduits par nous en décalque, existe à l'hôpital de la Croix-Rousse.

Ne pouvant apporter dans notre thèse les soixante-douze observations correspondant à ces tracés, nous n'en avons retenu qu'un certain nombre. Dans chacune d'elles nous avons résumé, autant qu'il était possible sans nuire à l'intérêt clinique, tout ce qui n'avait pas trait directement à l'affection cardiaque du malade; pour celle-ci, au contraire, nous avons relevé *in extenso* l'histoire clinique. Pour les tuberculeux que nous avons fait entrer dans notre champ d'investigations sur le cœur, il nous a paru inutile de transcrire les observations ; nous les avons seulement repérés en indiquant la provenance, le nom, le diagnostic résumé, la date de la radioscopie.

OBSERVATIONS

Observation I

(Due à l'obligeance de M. le Dr Mollard.)

Cl. Charles, quarante ans, cocher. Entré salle Saint-Eucher, n° 26, le 4 mai 1904.

Diagnostic clinique : *Pouls lent arythmique. Epilepsie.*

Rien dans les antécédents.

Personnellement, fièvre typhoïde à six ans, pneumonie il y a quatre ans ; pas d'affection vénérienne. Pas d'alcoolisme. Pas de tabagisme.

L'affection qui l'amène à l'hôpital a débuté il y a quatre à cinq ans : ce sont des crises comitiales nettes qui sont devenues de plus en plus fréquentes.

Au cœur, pointe dans le 4e espace sous le mamelon. Bruits bien frappés, sans souffle.

Le rythme a quelques intermittences.

Le pouls est à 60, un peu irrégulier.

Rien autre d'anormal à noter nulle part.

7 mai 1904 : Pouls à 48.

Le cœur paraît un peu gros, le rythme est lent sans pulsations intermédiaires.

10 mai et jours suivants. Le pouls varie entre 20 et 60

par minute. Pendant la période de lenteur, on n'entend pas de systole cardiaque avortée.

Radioscopie : Les battements du ventricule sont synchrones au pouls et égaux en quantité.

Rapports cardiaques (27 mai 1904).

$$P = 75 \text{ kilogs.}$$
$$\Sigma = 113 \text{ c. q.}$$
$$AP = 256 \text{ c. q.}$$
$$\frac{\Sigma}{P} = 1,33$$
$$\frac{AP}{\Sigma} = 2,26$$

Observation II

(Due à l'obligeance de M. le Dr Chatin.)

J... Marie, soixante-trois ans, tisseuse. Entrée salle Sainte-Blandine, n° 24, le 26 avril 1904.

Diagnostic clinique : *Myocardite. Tachycardie. Arythmie. Asystolie au début avec grands œdèmes. Congestion hépatique. Congestion des bases pulmonaires. Albuminurie.*

Vient pour de l'essoufflement.

A eu 8 grossesses, dont 4 enfants vivants et bien portants, et 4 fausses couches.

Depuis plusieurs années, elle se lève deux ou trois fois la nuit pour uriner, mais elle n'avait ni dyspnée, ni céphalée habituelles.

Depuis trois mois, apparition de l'oppression qui a augmenté rapidement et qui est très intense la nuit; en même temps, œdème des jambes, augmentation du volume du ventre.

On constate à son entrée une dyspnée très intense, un énorme œdème des membres inférieurs ayant remonté et gagné la paroi abdominale et les lombes, de la cyanose des lèvres, de la face, des extrémités des doigts.

Le foie est gros et douloureux, on sent son bord au niveau de l'ombilic.

Il existe un peu d'ascite.

Les jugulaires sont très distendues des deux côtés.

Le pouls est très petit, très irrégulier, incomptable.

Congestion des bases des poumons.

Au cœur, la pointe est sentie dans le 6e espace intercostal, sur la ligne axillaire antérieure. Pas de galop, ni de frémissement à la palpation.

A l'auscultation, arythmie considérable, tachycardie : 140. Pas de bruit anormal. Le premier bruit, dans la région de la pointe, a un timbre un peu éclatant.

Les urines sont claires, avec un disque très peu dense d'albumine.

Température normale.

Radioscopie : le 27 mai 1904.

$$P = 83 \text{ kilogs.}$$
$$\Sigma = 160 \text{ c. q.}$$
$$AP = 252 \text{ c. q.}$$
$$\frac{\Sigma}{P} = 1.926$$
$$\frac{AP}{\Sigma} = 1.52$$

Une 2e fois, le 3 juin :

$$P = 83 \text{ kilogs.}$$
$$\Sigma = 138 \text{ c. q.}$$
$$AP = 252 \text{ c. q.}$$

$$\frac{\Sigma}{P} = 1.4$$

$$\frac{AP}{\Sigma} = 1.8$$

Observation III.

(Due à l'obligeance de M. le Dr Chatin.)

C... Marie, soixante-sept ans, repasseuse, salle Sainte-Blandine, n° 1. Entrée le 14 mars 1904.

Diagnostic : *Insuffisance mitrale. Arythmie. Asystolie.*

Vient à l'hôpital parce qu'elle est oppressée.

Jamais aucune maladie jusqu'au dernier hiver, au début duquel elle se mit à tousser et à ressentir de l'oppression à l'occasion des efforts. Oligurie depuis cette époque.

A l'examen, facies coloré. Dyspnée marquée au repos (32 respirations à la minute), bien plus intense au moindre effort.

Poumons presque normaux, sauf légère submatité et quelques râles respiratoires aux deux bases. Peu de toux, peu d'expectoration.

Foie gros, à quatre travers de doigts au-dessous des fausses côtes, un peu douloureux.

Œdème des membres inférieurs remontant jusqu'aux genoux.

Urines de coloration normale ; disque épais d'albumine le jour de l'entrée. Pas d'albumine, un mois plus tard.

Cœur. A l'inspection, pas de voussure précordiale, pas de dilatation des jugulaires ; *à la palpation*, choc très étalé et peu énergique. La pointe paraît battre dans le 6e espace à

3 centimètres environ en dehors de la ligne mamelonnaire.

Pas de battements épigastriques ; *à l'auscultation*, tachycardie (132) et arythmie assez marquée.

A la pointe, on entend un bruit de souffle très doux, légèrement musical, inconstant, ne s'entendant que dans les moments où le cœur n'est pas trop rapide, se propageant un peu vers l'aisselle.

A l'appendice xiphoïde, souffle très léger, systolique comme le précédent.

Pouls petit, très arythmique = Nombreux faux pas.

Radioscopie le 3 juin 1904.

$$P = 67 \text{ kilogr.}$$
$$\Sigma = 109 \text{ c. q.}$$
$$AP = 184 \text{ c. q.}$$
$$\frac{\Sigma}{P} = 1{,}65.$$
$$\frac{AP}{\Sigma} = 1{,}6.$$

Observation IV

(Due à l'obligeance de M. le Dr Chatin.)

Ch... Jean-Marie, soixante-quatorze ans, cantonnier. Entré salle Saint-Irénée, n° 39, le 7 mars 1904. Sorti le 25 avril 1904.

Diagnostic clinique : *Albuminurie. — Cœur brightique. — Souffle diastolique de la base. — Congestion pulmonaire. — Léger épanchement pleural à droite.*

Dyspnée depuis un an environ, avec paroxysmes violents depuis trois semaines avant son entrée à l'hôpital.

Teinte pâle, muqueuses décolorées, dyspnée très intense, rythme de Cheyne-Stokes.

Au cœur, pointe dans le 6e espace légèrement en dehors de la ligne mamelonnaire.

On a à la palpation un choc large et énergique. Battements épigastriques nets. Bruits très réguliers avec un peu de tachycardie (108). Premier bruit très sourd. Au foyer aortique, on entend par moments un souffle diastolique très musical, court, se propageant dans toute la région pré sternale et, en arrière, dans la fosse sus épineuse droite.

On sent la crosse aortique dilatée au niveau de la fourchette sternale.

Pouls assez ample, régulier.

Pas de double souffle crural.

Pas de distension marquée des jugulaires.

Radioscopie le 14 mars 1904.

$$P = 68 \text{ kilogr.}$$

$$\Sigma = 125 \text{ c. q.}$$

$$AP = 290 \text{ c. q.}$$

$$\frac{\Sigma}{P} = 1,8.$$

$$\frac{AP}{\Sigma} = 2,32.$$

Observation V

D... Antoinette, maison des Dames convalescentes à la Croix-Rousse, n° 22.

Malade venant du service de M. Lépine à l'Hôtel-Dieu. Diagnostic clinique dû à l'obligeance de M. le Dr Devic :

Rétrécissement urétral.

Radioscopie le 29 février 1904 :

$$P = 57 \text{ kilogr.}$$
$$\Sigma = 105 \text{ c. q.}$$
$$AP = 195 \text{ c. q.}$$
$$\frac{\Sigma}{P} = 1,84.$$
$$\frac{AP}{\Sigma} = 1,857$$

Observation VI

(Due à l'obligeance de M. le Dr Chatin.)

B... Marie, soixante-cinq ans, blanchisseuse. Entrée salle Sainte-Blandine, n° 3, le 16 mai 1904.

Diagnostic : *Rhumatisme subaigu de l'épaule droite. — Insuffisance mitrale.*

Tuberculose dans les antécédents héréditaires et chez les collatéraux.

Depuis cinq mois, vagues douleurs articulaires survenues sans cause appréciable, au niveau des cous-de-pied et du membre supérieur droit.

Actuellement, douleur dans l'épaule et les masses musculaires du bras droit, n'apparaissant qu'à l'occasion des mouvements, surtout de l'abduction. Gros craquements articulaires.

Depuis de longues années, œdème malléolaire le soir, quelques palpitations, oppression facile.

Au cœur, impulsion énergique ; pointe dans le 5e espace sur la ligne mamelonnaire ; pas de battements épigastriques. On entend dans toute la région précordiale un souffle systolique à timbre rude, dont le maximum est au niveau de la pointe, et qui se propage faiblement dans l'aisselle, plus nettement à l'appendice xiphoïde ; on l'entend encore, atténué, le long du bord sternal gauche et au foyer aortique. Ce souffle ne se modifie pas avec les mouvements respiratoires ; il est renforcé dans la station assise et dans la position d'Azoulay. Le deuxième bruit est éclatant à la pointe. Pas de souffles vasculaires.

Pouls à 100, en hypotension.

3 juin 1904. — Rapports obtenus grâce à la radioscopie ;

P = 49 kilogr., étant le poids de la malade,

Σ = 92 c. q., la surface de l'aire cardiaque,

AP = 302 c. q., la surface des aires pulmonaires,

$$\frac{\Sigma}{P} = 1{,}9.$$

$$\frac{AP}{\Sigma} = 3{,}28.$$

Observation VII

(Due à l'obligeance de M. le Dr Chatin.)

A... Madeleine, journalière.

Diagnostic :

Cœur brightique.

Fait un *premier séjour* salle Sainte-Blandine en 1897, à l'âge de trente ans.

Père syphilitique.

7 frères ou sœurs morts dans l'enfance.

5 sœurs vivantes dont une a eu une iritis, une autre est atteinte de cécité.

Personnellement, 6 fausses couches, 1 seul enfant qui

mourut à neuf mois de convulsions. Pas de maladie grave, mais elle a depuis longtemps de la céphalée et a presque toujours vu comme dans un brouillard. Elle tousse habituellement l'hiver ; elle a des points de côté thoraciques, récemment elle a craché un peu de sang. Vers la même date, après une période de pesanteur gastrique après les repas et de constipation accusée, apparut une forte diarrhée, mélangée, à laquelle il y avait une grande quantité de sang. Ces symptômes disparaissent par le régime lacté exclusif.

Quand on examine la malade, elle accuse une grande faiblesse ; elle tousse ; elle apprend qu'elle a des sueurs nocturnes depuis trois jours. On constate par l'auscultation des frottements dans la moitié supérieure du côté gauche du thorax.

Au cœur, souffle systolique inconstant à maximum dans la région médiocardiaque.

Il existe des troubles du côté des yeux ; elle voit un brouillard ; son iris est rouge marron ; myosis très accusé des deux pupilles, surtout de la gauche. N'a pas de diplopie actuellement, mais en eut récemment ; dans la vision avec l'œil droit isolé, elle percevait deux images pour un seul objet, l'une au-dessus de l'autre, animées d'oscillations lentes dans le sens vertical tout en conservant leur écartement ; cette diplopie disparaissait à la vision binoculaire.

Par moments, elle entend mal.

Elle a du prurit ; elle en a toujours eu.

Vomissements du jour où elle s'est écartée du régime lacté exclusif.

Les urines contiennent beaucoup d'albumine. Quelques rares cylindres granuleux.

Deuxième séjour en 1901. — A continuellement de l'oppression, de l'œdème, des céphalées, des vertiges avec brouillard devant les yeux. Myosis.

Etat d'anémie très prononcé.

Signes de dilatation gastrique.

Au cœur, pointe dans le 5e espace. Souffle systolique à la pointe et dans la région mésocardiaque.

Pas de galop. ni de dédoublement.

Poumons : Quelques craquements au sommet droit.

Troisième séjour en 1902. — Après une amélioration de près d'une année, réapparition de l'œdème des jambes, fréquence de selles sanglantes, état d'anémie et de faiblesses accentuées.

Au cœur. pointe dans le 5e espace à un travers de doigt en dehors de la ligne mamelonnaire. L'impulsion cardiaque n'est pas exagérée.

Le premier bruit est légèrement soufflant à la pointe. Pas de dédoublement du deuxième bruit.

Pas de galop. Rien aux orifices.

Pouls régulier, de tension moyenne, fréquence 98.

Dilatation gastrique. Vomissements alimentaires fréquents.

Ptose du rein droit.

Hémorrhoïdes internes très développées.

Gros disque d'albumine dans les urines.

Quatrième séjour en 1903. — Elle aurait eu deux fois des crises convulsives, sur lesquelles elle ne donne pas de renseignement net.

Vertiges, épistaxis, brouillard devant les yeux. Œdème des jambes. Céphalée.

Pupilles égales punctiformes.

Beaucoup d'albumine dans les urines.

Cœur comme précédemment.

Cinquième séjour en 1904. — 19 janvier. — Dyspnée violente. Céphalée continuelle. Crampes dans les membres. Grande sécheresse du pharynx. Odeur ammoniacale de l'haleine et de la salive.

Au cœur, pointe dans le 6e espace, à trois travers de doigt de la ligne mamelonnaire. Léger souffle systolique très localisé à la pointe. Bruit de galop net.

Pouls très hypertendu, plein et régulier.

5 avril 1904. — Frisson intense. Violent point de côté du côté droit. Elévation thermique brusque.

Au cœur, bruit de frottement râpeux mésosystolique et mésodiastolique (bruit de va-et-vient) occupant toute la région précordiale.

Deux jours après, on trouve des râles fins respiratoires occupant presque toute la hauteur du poumon droit en avant et sous l'aisselle.

3 mai 1904. — Signes de pleurésie de la base gauche après une ascension thermique brusque à 40 degrés.

Vomissements incessants.

7 mai. — Mort en état d'asphyxie.

Autopsie. — A l'ouverture du thorax, il s'écoule un liquide purulent, peu visqueux, de la plèvre gauche. Pas de liquide dans la plèvre droite.

Les deux poumons sont couverts en entier d'un exsudat fibrino-purulent paraissant plus anciens à droite.

Le péricarde présente à sa face antérieure le même exsudat fibrineux qui englobe toute l'étendue. L'incision montre qu'il existe une symphyse complète formée par des adhérences récentes. Le péricarde a une épaisseur de 3 à 4 millimètres environ ; les adhérences se détachent assez bien. En certains points, il existe des foyers de suffusion hémorragique; une pipette introduite dans le péricarde permet de retirer un peu de sérosité hémorragique.

Le poumon gauche présente de l'hépatisation grise dans presque tout son lobe inférieur et dans la moitié de son lobe supérieur. Poids = 620 grammes.

Le poumon droit présente de l'emphysème et de l'œdème. Poids = 630 grammes.

Les reins (60 grammes chacun) sont extrêmement réduits de volume, ont une consistance molle avec adhérence très marquée de la capsule; aspect granuleux de l'écorce. A la coupe, la substance corticale est extrêmement réduite de dimensions. Le rein, sur cette coupe, est pâle et présente l'aspect classique du petit rein blanc.

Le cœur, séparé de son péricarde, pèse 550 grammes. Le péricarde, détaché, et doublé de son dépôt fibrineux, pèse 170 grammes.

On constate une grosse hypertrophie du cœur gauche ; la pointe est aiguë et non globuleuse.

Le cœur droit est dilaté et hypertrophié à la fois. Il existe une grosse hypertrophie de l'oreillette droite.

A la base du cœur, on trouve un gros ganglion anthracosique.

A l'ouverture du cœur, on constate une hypertrophie concentrique très marquée du ventricule gauche. Les valvules aortiques sont souples, malgré quelques petites plaques d'athérome ; il existe aussi quelques petites plaques d'athérome sur la mitrale.

Le foie pèse 1600 grammes et présente un peu l'aspect du foie gras

L'estomac a une épaisseur assez considérable.

La rate pèse 150 grammes. Rien à noter.

Tous les tissus dégagent une odeur ammoniacale insupportable.

Le diagnostic clinique, au début de son cinquième séjour (février 1904), avait été :

Syphilis héréditaire?

Albuminurie. Néphrite chronique.

Anémie très accusée.

La malade pesait alors *50 kg. 900*.

La radioscopie faite à ce moment avait donné, comme surface d'aire cardiaque $\Sigma = 96$ centimètres ca r rés

Comme surface d'aires pulmonaires : AP = 246 centimètres carrés.

Rapport du poids à la surface cardiaque :

$$\frac{\Sigma}{P} = 1,92$$

Rapport de la surface pulmonaire à la surface cardiaque :

$$\frac{AP}{\Sigma} = 2,5$$

Observation VIII

(Due à l'obligeance de M. le Dr Chatin.)

V..., Marie-Philomène, soixante-six ans, tisseuse, entrée salle Sainte-Blandine, n° 18, le 1er février 1904.

Diagnostic : *myocardite*.

Rien d'intéressant dans les antécédents.

L'affection actuelle remonte à cinq semaines : toux, oppression, vomissements abondants à deux reprises, il y a huit jours et quatre jours; depuis trois jours, nausées le matin sans vomissements.

A l'entrée, femme maigre et pâle. Dyspnée vive au moindre mouvement; au repos, 38 respirations à la minute. Toux et expectoration sans importance.

Aux poumons, un peu partout râles assez abondants, de divers calibres, surtout inspiratoires.

Foie un peu douloureux, paraît un peu abaissé : matité à partir de la sixième côte, dépasse de quatre travers de doigt le rebord des fausses côtes.

Pas d'œdème des jambes.

Urines de coloration normale ; léger disque d'albumine.

Soif intense. Anorexie.

Température : 38 degrés.

Cœur : pointe dans le sixième espace à 2 centimètres environ de la ligne mamelonnaire.

Choc large et paraissant énergique.

Pas de frémissement à la palpation.

Légers battements épigastriques.

A l'auscultation, arythmie considérable), tachycardie (152). Pas de souffle.

Pas de distension des veines du cou.

Pouls très petit, peu tendu, avec de nombreuses intermittences.

Radioscopie le 29 février 1904.

$$P = 46 \text{ k. } 900$$

$$\Sigma = 90 \text{ c. q.}$$

$$AP = 240 \text{ c. q.}$$

$$\frac{\Sigma}{P} = 1{,}95$$

$$\frac{AP}{\Sigma} = 2{,}66$$

Radioscopie le 3 juin 1904.

$$P = 45 \text{ k. } 600$$

$$\Sigma = 128$$

$$AP = 221$$

$$\frac{\Sigma}{P} = 2,8$$

$$\frac{AP}{\Sigma} = 1,87$$

Observation IX

(Due à l'obligeance de M. le Dr Chatin.)

D..., Claude, soixante-trois ans, charbonnier. Fait un premier séjour, salle Saint-Irénée, n° 55, en 1903.

Diagnostic : *insuffisance aortique.*

Rien à signaler d'important dans ses antécédents.

Toux fréquente depuis deux mois avant son entrée à l'hôpital, surtout la nuit, lui enlevant tout repos. En même temps, il est devenu enroué. Sa voix est éteinte, un peu rauque parfois. Pas de dysphagie.

Hémoptysie il y a douze jours, ayant duré huit jours : rejet de crachats sanglants après des accès de toux.

A son entrée, le malade n'est pas amaigri. Dyspnée légère, 44 respirations à la minute, expiration courte et saccadée. Toux quinteuse et spasmodique, accompagnée d'expectoration muco-purulente, parfois émétisante.

L'examen des poumons révèle une légère submatité aux deux sommets, avec diminution des vibrations en arrière, et de l'emphysème généralisé, sans signe de bronchite.

Au cœur, la pointe est perçue sur la ligne mamelonnaire gauche dans le 5e espace, où on voit une rétraction systolique de la paroi. Pas de pouls veineux, pas de collapsus, pas de danse des artères.

A l'auscultation, à la pointe, on trouve un frottement râpeux mésosystolique ; le frottement s'entend aussi nettement près du foyer aortique ; il augmente dans l'inspiration, mais surtout dans l'expiration ; la pression du stéthoscope et la station assise l'augmentent aussi :

Deuxième séjour, le 4 février 1904, n° 62.

On note au cœur :

Pointe donnant un choc mal localisé ; pas de dôme ; le maximum de soulèvement paraît être dans le 6e espace, un peu en dehors de la ligne mamelonnaire.

On entend au foyer aortique un double souffle, systolique et diastolique. Le souffle systolique est le plus intense ; il s'entend dans toute la région pré-sternale et même se propage un peu en dehors du bord gauche du sternum. Il se propage bien dans la direction des vaisseaux du cou et il est très net à l'extrémité interne des clavicules, surtout à droite. Le souffle diastolique est maximum au niveau du 3e espace intercostal droit ; on l'entend bien le long du bord droit du sternum et dans la région xiphoïdienne ; il se propage légèrement à gauche du bord sternal ; il est très net, mais très peu intense, de timbre doux et voilé, lointain.

Battements carotidiens énergiques.

Pouls très ample.

Double souffle crural peu net.

Troisième séjour. — Le 8 juin 1904, n° 59.

Cœur. — Pointe dans le 6e espace, en dehors du mamelon. Voussure précordiale assez manifeste.

A la pointe, léger roulement diastolique ; au niveau du sternum, souffle diastolique à maximum dans le 3e espace droit, se propageant à l'appendice xiphoïde et à l'extrémité externe de la clavicule.

Radioscopie le 10 juin 1904.

$$P = 51 \text{ kilogr.}$$
$$\Sigma = 102 \text{ c. q.}$$
$$AP = 180 \text{ c. q.}$$
$$\frac{\Sigma}{P} = 2.$$
$$\frac{AP}{\Sigma} = 2,745.$$

OBSERVATION X

V... Marie, maison des Dames convalescentes de la Croix-Rousse, n° 10.

Diagnostic dû à l'obligeance de M. Devic.
Rétrécissement mitral.

Radioscopie le 29 février 1904 :

$$P = 46 \text{ kilogr.}$$
$$\Sigma = 96 \text{ c. q.}$$
$$AP = 234 \text{ c. q.}$$
$$\frac{\Sigma}{P} = 2,08.$$
$$\frac{AP}{\Sigma} = 2,437.$$

OBSERVATION XI

(Due à l'obligeance de M. le Dr Mollard.)

M... Françoise, trente-sept ans, guimpière.

A fait plusieurs séjours salle Sainte-Clotilde.

Diagnostic : *Maladie mitrale. Insuffisance aortique.*

Premier séjour. — 3 mai 1901, 25 mai 1901.

Rien à noter dans les antécédents héréditaires.

Un frère mort poitrinaire.

Réglée à treize ans, toujours bien. Mariée à seize ans.

Son mari était asthmatique, avait de la lithiase biliaire, prenait des pilules de mercure.

Elle a eu deux enfants vivants et bien portants, cinq morts dans les deux ou trois premiers jours de la naissance, n'étant pas à terme.

Cinq fausses couches.

Pas d'éthylisme.

Pas de rhumatisme.

Elle prend des crises convulsives, pour lesquelles on fait le diagnostic d'*hystérie*,

Dans ce même séjour, on note au *cœur* :

Pointe dans le 5e espace en dedans de la ligne mamelonnaire. Léger frémissement présystolique. Pas de choc en dôme.

Souffle diastolique accusé ayant son maximum dans le 2e espace à gauche du sternum, se propageant vers la pointe où on l'entend encore.

A la base, à droite du sternum, double souffle, l'un systolique, moins intense, l'autre diastolique. Pas de frémissement à la palpation à ce niveau. Pas de dédoublement du deuxième bruit.

Souffle systolique à la pointe se propageant dans la direction de l'aisselle.

Crosse aortique sentie nettement au-dessus de la fourchette sternale; on sent un frémissement systolique au niveau de la crosse; submatité à ce niveau.

Pas de danse des artères.

Pouls fort, mais n'ayant pas les caractères du pouls de Corrigan.

Pas de double souffle crural.

Léger pouls capillaire.

Deuxième séjour. — 5 juin, 25 juin 1902.

Depuis deux mois dyspnée d'effort, palpitations de cœur.

Facies coloré.

Cœur. — Pointe dans le 5e espace, en dedans de la ligne mamelonnaire. L'impulsion n'est pas très énergique. Frémissement présystolique net à la pointe; pas à la base.

On entend dans toute la région précordiale un double bruit systolique et diastolique ; à la pointe le souffle systolique est doux, il se propage bien du côté de l'aisselle, il est suivi d'un roulement diastolique qu'on entend également dans l'aisselle.

On ne perçoit pas de dédoublement du deuxième bruit.

A la base, et surtout dans le 3e espace gauche, souffle diastolique intense aspiratif, se propageant dans la sous-clavière et tout le long du sternum.

Il est précédé d'un souffle systolique plus râpeux que celui de la pointe, à propagation également nette dans la sous-clavière.

Le cœur est rapide, mais régulier.

On sent et on voit battre la crosse derrière la fourchette sternale; à son niveau, on perçoit un frémissement et on entend le double souffle entendu à la base.

Il paraît exister un centre de battements localisés sur le bord droit du sternum, dans les 2e, 3e espaces. Pas de frémissement net en ce point. La matité aortique est très augmentée ; on l'a sur quatre à cinq travers de doigt.

Les pouls radiaux sont synchrones.

Pouls bondissant. Pouls capillaire. Double souffle crural. Danse des carotides. Signe d'Oliver,

Troisième séjour. — 29 septembre, 29 octobre 1902.

Les signes cardiaques sont les mêmes.

Un peu de tachycardie. Quelques petites irrégularités.

Quatrième séjour. — Février, mars 1903.

Thrill très intense, perçu dans toute la région précordiale.

A la pointe, souffle systolique intense, se propageant dans l'aisselle. Il débute avec la systole et se prolonge en s'atténuant jusqu'au deuxième bruit. Son timbre est rude, sa tonalité moyenne.

Au foyer aortique, double souffle : le premier, peu intense, râpeux, court, se propageant vers la pointe du sternum ; le deuxième plus intense, plus doux, plus prolongé, se retrouve le long du sternum, dans la sous-clavière, dans la carotide, au moins à gauche.

Matité aortique débordant de deux travers de doigt le sternum. Aorte vue et sentie derrière la fourchette. On sent un peu les sous-clavières derrière les clavicules.

Pouls unguéal.

Pas de double souffle de Duroziez.

Pouls régulier, plutôt petit, brusque, dépressible, peu tendu.

Pas d'œdème.

Sensations vertigineuses, bourdonnements, crises de dyspnée s'accompagnant de palpitations et de cyanose. Constriction thoracique.

Cinquième séjour. Juillet-octobre 1903.

Mêmes symptômes que précédemment.

Présente une nuit de l'œdème aigu du poumon.

Sixième séjour. 25 février 1904.

Dyspnée continue et par crises.

Cyanose des lèvres et des ongles.

Œdème des membres, des lombes.

Urines rares, foncées, albumineuses.

Gros foie.

Ascite.

Turgescence des jugulaires.

Cœur. — Pointe dans le 5e espace, sur la ligne mamelonnaire. Frémissement intense, surtout diastolique sur toute la surface précordiale.

A l'auscultation, double bruit, plus marqué à la diastole, assez râpeux, rappelant quelque peu un bruit de frottement ou peut-être, mieux encore, un bruit de corde, un bruit de guimbarde, exagéré par la pression, mais s'entendant jusque dans le dos.

Diagnostic clinique.

Premier séjour. — Hystérie.

Insuffisance aortique avec léger rétrécissement. Maladie mitrale.

Deuxième, troisième séjours. — Ectasie aortique.

Quatrième, cinquième séjours. — Maladie de Hogdson.

Frottement péricardique dans la région de la pointe.

Sixième séjour. — Souffle diastolique musical à propagation lointaine.

Radioscopie le 7 mars 1904 :

$$P = 46 \text{ kg. } 500.$$

$$\Sigma = 108 \text{ c. q.}$$

$$AP = 242 \text{ c. q.}$$

$$\frac{\Sigma}{P} = 2{,}12.$$

$$\frac{AP}{\Sigma} = 2{,}24.$$

Observation XII

(Due à l'obligeance de M. le Dr Chatin.)

G... Elisabeth, vingt-quatre ans, passementière. Entrée salle Sainte-Blandine, nº 24, le 26 février 1904.

Diagnostic : *Rétrécissement mitral. Grossesse.*

Antécédents : Père mort d'affection cardiaque.

Personnellement, anémie grave de onze à quatorze ans. *Première grossesse* à dix-sept ans et demi, normale, terminée par un accouchement normal, à terme; mais trois semaines après, elle dut s'aliter à cause d'une oppression vive et de points de côté thoraciques; elle resta deux mois au lit. Ce premier enfant mourut à trois ans de la diphtérie.

Deuxième accouchement, deux ans et demi après le premier, sans aucun incident. Enfant vivant et bien portant.

Une troisième grossesse aboutit à une fausse couche de six mois et demi; on ne sait à quelle cause rattacher cet accouchement prématuré; la malade fut dans un état très grave pendant les trois jours qui suivirent; elle eut des crises dont elle ne connaît pas la nature.

Une quatrième grossesse fut pénible : la malade souffrit constamment de points de côté, elle était très oppressée. Elle accouche à huit mois d'une petite fille qu'elle nourrit, et qui meurt au bout de huit mois.

Cinquième grossesse, encore pénible.

Accouchement à huit mois, d'une enfant actuellement bien portante. Aussitôt après l'accouchement, l'état de la malade s'aggrava beaucoup; elle eut des étouffements continuels et une violente dyspnée d'effort pendant un mois.

Sixième grossesse datant, à son entrée, de cinq mois. Elle est beaucoup plus fatiguée depuis trois mois : points de côté thoraciques et abdominaux, dyspnée continue, toux fréquente et quinteuse, quelques filets de sang dans les crachats. Elle ne peut dormir dans la position horizontale.

26 février 1904. — A son entrée, l'examen du cœur révèle :

A la palpation, choc énergique, large, soulevant amplement la moitié gauche du thorax en avant. La pointe est sentie dans le 5e espace, en dedans du mamelon.

Frémissement présystolique très net et prolongé dans la région de la pointe.

A l'auscultation, rythme mitral des plus nets : éclat du 1er bruit, précédé du bruit râpeux présystolique, grondement diastolique, dédoublement du 2e bruit.

Ces signes sont très nets à la pointe; les bruits anormaux se propagent en dedans jusqu'au bord droit du sternum, et en dehors dans l'aisselle et jusque dans le dos. Eclat plus marqué du 2e bruit au foyer pulmonaire.

Les jugulaires ne sont pas distendues.

Pouls petit, de tension pas très faible, avec quelques irrégularités. Fréquence : 96.

Rien d'important à signaler d'autre part.

Urines claires, sans albumine.

Température : 37°8.

La malade quitte le service très améliorée le 31 mars 1904.

Deuxième séjour. — Elle revient le 13 juin 1904, dans le service de la maternité. Son état général est assez satisfaisant ; toujours un peu d'oppression.

Au cœur, rythme mitral complet.

Elle accouche le 22 juin 1904, au huitième mois de sa grossesse.

Radioscopie le 7 mars 1904.

$$P = 52 \text{ kg. } 700$$
$$\Sigma = 117 \text{ c. q.}$$
$$AP = 255 \text{ c. q.}$$
$$\frac{\Sigma}{P} = 2.22$$
$$\frac{AP}{\Sigma} = 2.12$$

Observation XIII

(Due à l'obligeance de M. le Dr Chatin.)

B... Françoise, soixante-trois ans, couturière. Entrée salle Sainte-Blandine, n° 23, le 18 mai 1904.

Diagnostic : *Insuffisance mitrale. Insuffisance aortique. Bruit de galop.*

Père mort d'une affection cardiaque à soixante-huit ans.

Personnellement, fièvre typhoïde dans le jeune âge; fluxion de poitrine il y a trois ans; peut-être un peu d'éthylisme

Il y a un an, début de l'oppression qui l'amène aujourd'hui à l'hôpital, en même temps œdèmes généralisés. Tout cède rapidement à l'administration de digitale.

Il y a trois mois, réapparition de l'oppression, d'abord à l'occasion des efforts. ensuite continue, accompagnée bientôt d'œdèmes généralisés.

Cet état s'est aggravé depuis quelques jours.

A l'entrée, malade obligée de rester à demi assise dans son lit, et, même dans cette position, 32 respirations à la minute.

Œdème très marqué des membres inférieurs, pas d'œdème de la face, ni des paupières.

Aux poumons, épanchement pleural droit remontant jusqu'à l'angle de l'omoplate.

Respiration emphysémateuse, obscurité à la base du côté gauche.

Abdomen distendu, matité dans les flancs, pas de flot net.

Cœur : pointe dans le 6e espace.

Les bruits sont sourds, assez réguliers.

Bruit de galop.

Urines très pâles, albuminurie abondante.

19 mai. — On pratique une thoracentèse et on retire 1100 grammes de liquide citrin.

26 mai. — Epanchement reformé, tendances syncopales : nouvelle thoracenthèse, 1000 grammes de liquide citrin dans lequel l'examen cytologique révèle la prédominance des mononucléaires.

Décès le 21 juin 1904.

A l'autopsie, on trouve : Adhérences pleurales fortes et généralisées ; épanchement de 2 litres à droite, de 200 grammes à gauche.

Les poumons présentent de l'œdème généralisé, quelques tubercules aux deux sommets ; ils pèsent, le poumon droit : 610 grammes, le poumon gauche : 530. Il existe de gros ganglions vers le hile.

Foie muscade, pesant 1050 grammes.

Reins un peu scléreux, non kystiques, se décortiquant facilement ; de 130 grammes chaque.

Rate de 90 grammes, n'offrant rien de particulier.

Le cœur n'est pas très gros, mais un peu globuleux. Poids : 400 grammes.

Il présente des lésions d'insuffisance aortique et d'insuffisance mitrale ; il y a de la dilatation du cœur droit et de l'hypertrophie ventriculaire.

Radioscopie, le 3 juin 1904.

$$P = 48 \text{ kilos.}$$
$$\Sigma = 109 \text{ c. q.}$$
$$AP = 223 \text{ c. q.}$$
$$\frac{\Sigma}{P} = 2{,}3$$
$$\frac{AP}{\Sigma} = 2$$

Observation XIV

(Due à l'obligeance de M. le Dr Chatin).

P. D..., Henriette, soixante-quinze ans, couturière. Entrée, salle Sainte-Blandine n° 20, le 26 février 1904.

Diagnostic : *Endocardite rhumastimale. — Rétrécissement mitral. — Asystolie.*

Variole à vingt et un ans.

Premières douleurs rhumatismales à quatorze ans ; nouvelles douleurs à trente et trente et un ans. Mais pas de vraie attaque aiguë, pas de fièvre, pas obligée de s'aliter.

A quarante et un ans, attaque aiguë et prolongée de rhumatisme. Soignée pendant six mois à l'Hôtel-Dieu, par M. Teissier, on lui donne du salicylate de soude et on lui fit de la révulsion précordiale.

A soixante-douze ans, nouvelle attaque ayant duré un mois ; soignée par M. Roque.

Put travailler et n'eut pas d'oppression dans les intervalles de ces différentes attaques.

Il y a un mois, assez brusquement, oppression, toux, points de côté, enflure des jambes.

Elle entre à l'hôpital de la Croix-Rousse. On constate :

Dyspnée (48 respirations à la minute). Toux fréquente. Expectoration.

Poumons. — Gros râles humides un peu partout, inspiratoires ; un peu d'obscurité respiratoire surtout à gauche ; expiration légèrement prolongée ; submatité aux deux bases.

Abdomen un peu volumineux, sensation légère de flot, matité mobile dans les flancs.

Œdème péri-malléolaire remontant peu haut.

Vomissements alimentaires et bilieux fréquents.

Cœur. — *A la palpation*, on sent un choc assez large, diffus et faible. Le maximum du choc est dans le 5ᵉ espace à 3 centimètres en dehors du mamelon ; léger frémissement présystolique.

A l'auscultation, on entend à la pointe un premier bruit éclatant précédé d'un bruit surajouté qui va crescendo. Pas de souffle systolique. Roulement diastolique. Ces bruits ne sont perçus que dans les contractions suffisamment fortes ; ils se propagent légèrement en dedans et en dehors de la pointe.

Urines claires ; disque épais d'albumine.

La radioscopie permet d'obtenir les rapports suivants :

Une première fois, le 7 mars 1904, le poids de la malade étant :

$$P = 56 \text{ kilogrammes} ;$$

la surface de l'aire cardiaque :

$$\Sigma = 130 \text{ centimètres carrés} ;$$

la surface totale des aires pulmonaires :

$$AP = 172 \text{ centimètres carrés.}$$

On a : $\frac{\Sigma}{P} = 2{,}363$ (1)

$\frac{AP}{\Sigma} = 1{,}323$ (2)

Une deuxième fois, le 18 mars 1904 :

P = 49 kilogrammes.

Σ = 117 c. q.

A P = 206 c. q.

$\frac{\Sigma}{P} = 2{,}39$ (1)

$\frac{AP}{\Sigma} = 1{,}76$ (2)

Une troisième fois, en juin 1904 :

P = 48 kilogrammes.

Σ = 114 c. q.

A P = 206 c. q.

$\frac{\Sigma}{P} = 2{,}37$ (1)

$\frac{AP}{\Sigma} = 1{,}8$ (2)

Observation XV

(Due à l'obligeance de M. le Dr Chatin.)

M... Marie-Louise, quinze ans, domestique. Entrée salle Sainte-Blandine, n° 14, le 5 avril 1904.

Diagnostic : *Péricardite rhumatismale aiguë.*

Malade depuis trois semaines. L'affection a débuté brusquement par des douleurs articulaires généralisées, accompagnées de fièvre, mais peu violentes, et n'ayant duré que quatre jours. Puis la malade se mit à tousser. Il y a huit jours, aggravation de la toux, violent point de côté dans la région précordiale, dyspnée très intense.

On lui donne du salicylate. Son état ne s'améliorant pas, elle entre à l'hôpital. Elle est très pâle. Dyspnée intense (72 respirations à la minute); orthopnée. Aucun œdème. Pas de douleurs articulaires actuellement. Température : 40°2. Pas d'albuminurie.

Cœur. — Impossibilité de localiser la pointe par la palpation. Impulsion large sans maximum net.

A l'auscultation, on entend dans toute la région précordiale un bruit de va-et-vient, à timbre râpeux, empiétant sur les deux bruits du cœur. Les bruits du cœur eux-mêmes sont très assourdis. Pas de distension des jugulaires.

Pouls assez petit, régulier, rapide.

Poumons : A la base gauche, submatité, obscurité respiratoire, sensation de flot léger. Quelques râles humides gros dans toute la hauteur des deux poumons. Expiration soufflante au sommet droit.

Foie un peu gros (1 cm. 5 au-dessous des fausses côtes), un peu douloureux.

Pas de troubles digestifs.

Radioscopie le 27 mai 1904.

$$P = 33 \text{ kilogr.}$$
$$\Sigma = 80 \text{ c. q.}$$
$$AP = 154 \text{ c. q.}$$
$$\frac{\Sigma}{P} = 2,424.$$
$$\frac{AP}{\Sigma} = 1,925.$$

Observation XVI

(Due à l'obligeance de M. le Dr Chatin.)

T... Jeanne, trente-huit ans, domestique. Entrée salle Sainte-Blandine n° 65, le 22 mars 1904.

Diagnostic : *Rétrécissement mitral léger.*

Plusieurs attaques de rhumatisme articulaire aigu ; une première, il y a dix ans, très violente, soignée pendant quatre mois à l'hôpital Saint-Pothin ; une seconde, il y a sept ans, soignée à l'Hôtel-Dieu pendant deux mois ; trois petites attaques depuis.

Une grossesse, il y a dix ans, pas de troubles pendant la grossesse, accouchement à terme, accidents cardiaques après l'accouchement avec hémoptysies.

Il y a quinze jours, nouvelle attaque : frissons, sueurs, la malade crache un peu de sang.

Depuis, oppression vive, vertiges, état nauséeux.

A l'entrée, elle est très pâle, avec de la dyspnée marquée.

Au cœur, pointe dans le 5e espace, un peu en dehors de la ligne mamelonnaire ;

Frémissement présystolique très net ;

Souffle prolongé occupant presque la totalité de la révolution cardiaque, se propageant bien dans l'aisselle ;

Pas de bruits à la base ;

Tachycardie (140) et arythmie.

Les jugulaires sont légèrement dilatées.

Pouls petit, irrégulier, rapide, incomptable.

Pas d'œdème.

Pas d'albumine.

Température : 37 degrés.

Radioscopie le 3 juin 1904.

$$P = 48 \text{ kilogr.}$$
$$\Sigma = 118 \text{ c. q.}$$
$$AP = 198 \text{ c. q.}$$
$$\frac{\Sigma}{P} = 2{,}5.$$
$$\frac{AP}{\Sigma} = 1{,}7.$$

Observation XVII

(Due à l'obligeance de M. le Dr Bret.)

P... Anne, soixante ans, revendeuse. Entrée salle Sainte-Blandine n° 33, le 9 juin 1904.

Diagnostic : *Endocardite rhumatismale. — Hypertrophie cardiaque. — Insuffisance mitrale. — Cirrhose cardiaque.*

Variole à l'âge de sept ans.

A seize ans, douleurs articulaires des genoux qui durèrent trois mois.

Il y a deux ans, ayant reçu la pluie, elle eut un point de côté peu violent. Depuis, dyspnée au moindre effort.

Apparition d'œdème aux jambes depuis un an.

Actuellement elle a de la dyspnée très marquée au moindre effort et de l'œdème des deux jambes remontant un peu au-dessous des genoux. Son ventre a augmenté de volume, mais on ne trouve pas d'ascite.

Le foie descend à quatre travers de doigt au-dessous des fausses côtes.

Cœur. — Pointe difficilement délimitable, semble battre

dans le 6e espace, très en dehors de la ligne mamelonnaire.

A l'auscultation, on entend un souffle systolique de la pointe : il est râpeux, intense, semble couvrir le second bruit, et se propage dans l'aisselle et dans toute la région du sternum. On l'entend même dans le dos où il couvre un peu le murmure vésiculaire.

Les jugulaires sont un peu turgides, mais pas de battements des vaisseaux.

Pouls : 80 pulsations, très régulier.

Petit disque d'albumine dans les urines.

Radioscopie le 13 juin 1904.

$$P = 55 \text{ kilogr.}$$
$$\Sigma = 124 \text{ c. q.}$$
$$AP = 228 \text{ c. q.}$$
$$\frac{\Sigma}{P} = 2,255.$$
$$\frac{AP}{\Sigma} = 1,8.$$

Observation XVIII

(Due à l'obligeance de M. le Dr Chatin)

B... Yves, seize ans. Salle Saint-Irénée n° 45, le 19 juin 1904.

Diagnostic : *Péricardite aiguë rhumatismale.*

Radioscopie le 21 juin 1904.

$$P = 47 \text{ kilogr.}$$
$$\Sigma = 120 \text{ c. q.}$$
$$AP = 238 \text{ c. q.}$$

$$\frac{\Sigma}{P} = 2,55.$$

$$\frac{AP}{\Sigma} = 1,9.$$

Observation XIX

Due à l'obligeance de M. le Dr Chatin.

B..., Marie, cinquante-sept ans, concierge. A fait différents séjours salle Sainte-Blandine.

Diagnostic : *Rétrécissement mitral.*

Son père est mort à cinquante-neuf ans d'affection cardiaque.

Elle-même ne présente pas d'antécédents pathologiques importants. Réglée à treize ans et demi ; ménopause à trente-sept ans. Elle a eu cinq enfants dont trois sont morts.

En 1897, poussée de rhumatisme, soignée salle Sainte-Clotilde, à la Croix-Rousse. Depuis ce temps, palpitations et oppression au moindre effort, fréquemment œdème des jambes.

Dans un premier séjour, salle Sainte Blandine, du 21 mars au 11 juillet 1902, on note : malade au facies très pâle, dyspnéique (48 respirations à la minute), avec de l'orthopnée. A l'examen du cœur : pointe dans le 5e espace, en dedans de la ligne mamelonnaire ; frémissement présystolique nettement senti à la palpation.

A l'auscultation, tachycardie et arythmie très marquées ; à la pointe, 1er bruit à timbre soufflant, dédoublement net du 2e bruit encore perçu dans la région mésocardiaque. Pouls extrêmement petit, irrégulier. Œdème des jambes. Léger disque d'albumine dans les urines. La malade prend des crises comitiales.

Dans un deuxième séjour, du 23 février au 5 mars 1903, la malade a une dyspnée légère, de l'œdème des membres inférieurs remontant un peu à l'abdomen, de l'albumine dans ses urines. Les signes révélés par l'examen du cœur sont les suivants : pointe dans le 5e espace, sous le mamelon ; pas de frémissement à la palpation ; à l'auscultation pas de signe de rétrécissement mitral (noté dans le précédent examen), par contre, souffle systolique net, assez dur, d'insuffisance, se propageant peu vers l'aisselle, s'entendant dans toute la région de la pointe, ayant son maximum d'intensité un peu en dedans du point du choc, ne se propageant pas le long du sternum ou des vaisseaux. Rien aux autres orifices.

Pas de pouls des jugulaires. Arythmie légère se percevant au pouls comme au cœur.

Elle revient une troisième fois à Sainte-Blandine, le 27 février 1904, où elle est au nº 9.

Examen du cœur. — Pointe dans le 6e espace, à 3 centimètres en dehors de la ligne mamelonnaire. Battements tumultueux. Arythmie très marquée sans tachycardie accusée (96).

Le 1er bruit a un éclat très marqué ; on sent aussi à la palpation la vibration mitrale.

Pas de souffle, pas de galop, pas de dédoublement du 2e bruit. Pas de dilatation des jugulaires

Pouls très petit, à peine perceptible.

Même résultat d'examen le 14 mai.

La malade prend toujours des crises comitiales.

Radioscopie faite le 27 mai 1904.

On obtient les chiffres suivants ; le poids de la malade étant ;

$P = 50$ kilogrammes.

$\Sigma = 130$ c. q.

$AP = 204$ c. q.

$$\frac{\Sigma}{P} = 2,6$$

$$\frac{AP}{\Sigma} = 1,57$$

Observation XX

Due à l'obligeance de M. le Dr Chatin.

Ni..., salle Saint-Irénée, n° 50. Janvier-juillet 1904.

Diagnostic : *Emphysème pulmonaire. Dilatation du cœur.*

Radioscopie le 12 février 1904.

$P = 46$ kilogrammes.

$\Sigma = 128$ c. q.

$AP = 278$ c. q.

$$\frac{\Sigma}{P} = 2,78$$

$$\frac{AP}{\Sigma} = 2,17$$

Observation XXI

(Due à l'obligeance de M. le Dr Bret).

Cl... Jeanne, soixante-douze ans, tisseuse.
Fait plusieurs séjours salle Sainte-Blandine.

Diagnostic ; *Insuffisance mitrale relative. — Insuffisance tricuspidienne.*

Premier séjour. — 4 juillet 1900, 15 août 1900, à l'âge de soixante-huit ans.

Eut une première attaque de rhumatisme articulaire aigu à quarante-cinq ans, et dut rester alitée pendant deux mois. A la suite, elle conserva de l'oppression et des palpitations de cœur, pour lesquelles on lui administra plusieurs fois de la digitale.

Deuxième attaque ayant débuté il y a huit jours.

A l'entrée, température égale 40°3.

Tuméfaction et douleur aux deux cous-de-pied, au genou gauche, à l'épaule gauche, aux deux poignets et aux petites articulations des doigts.

Cœur. — Pointe difficile à localiser, paraît battre dans le 4ᵉ espace en dedans du mamelon.

On entend à la pointe un souffle systolique très court et peu intense, se propageant plutôt en haut vers la région de la base que dans l'aisselle. Pas de signe de rétrécissement mitral.

Quelques battements à l'épigastre, mais pas de souffle.

Les jugulaires sont tuméfiées, mais sans pouls veineux.

Le pouls bat à 96, un peu faible, avec quelques intermittences.

Pas d'augmentation du volume du foie, pas de battements hépatiques.

Aux poumons. — Quelques râles sous-crépitants aux deux bases, à droite surtout, sans souffle ni matité.

Urines très foncées, contenant beaucoup d'albumine.

Deuxième séjour. — 31 janvier. — 4 mai 1903.

Malade très dyspnéique (44 respirations) avec inspiration courte, cyanose des lèvres, yeux légèrement injectés et larmoyants, orthopnée.

Œdème des membres inférieurs et de l'abdomen remontant jusqu'à la ceinture.

Cœur. — Pointe dans le 6e espace, choc assez étendu, à peu près sur la ligne mamelonnaire.

Le cœur bat tumultueusement et irrégulièrement. Le premier bruit débute par un son sec et se continue par un souffle, mais actuellement il est impossible de faire exactement la part revenant au cœur droit et au cœur gauche dans la production de ce souffle.

Rien à la base du cœur.

Les vaisseaux du cou sont gonflés. Reflux du sang dans les jugulaires ; on n'y voit néanmoins pas de battements systoliques.

Foie un peu gros et un peu douloureux.

Epanchement pleural droit remontant jusqu'à l'épine de l'omoplate. Quelques râles de congestion à la base gauche

Bon état des *fonctions digestives.*

Urines, rares depuis quelques jours, un peu colorées, donnent un disque épais d'albumine.

Température égale 38°3.

2 février 1903. — *Auscultation du cœur.* A la pointe, le premier bruit est sourd, voilé, accompagné d'un souffle systolique bref, inconstant.

A la base de l'appendice xiphoïde, souffle systolique doux, prolongé, très marqué, perçu à chaque systole.

Rien à la base du cœur.

Troisième séjour. — Entrée le 2 juin 1904, numéro 57.

Dyspnée (40 respirations). Cyanose des lèvres, du lobule du nez, des oreilles, des pommettes, des extrémités des doigts ; pâleur du visage. Orthopnée.

Pouls très irrégulier, à 120.

Cœur. — Matité cardiaque très augmentée. Vers la pointe

difficilement localisable, on entend un souffle systolique peu intense, se propageant dans l'aisselle, mais non dans le dos. A l'appendice xiphoïde souffle systolique faible.

Epanchement pleural droit. — Œdème des membres inférieurs. — Ascite. Foie un peu gros, douloureux. — Albuminurie.

8 juin 1904. — Arythmie diminuée. Pouls à 96.

Cœur. — Le premier bruit est bien frappé. Il n'y a ni souffle, ni galop; le rythme est normal. Pas de battements épigastriques. L'oreillette droite, loin de déborder le sternum, ne semble pas même atteindre le bord droit. La zone de Traube est mate. On trouve un élargissement de l'aire de matité précordiale, mais qui semble accuser surtout une augmentation du cœur gauche.

A la base, à la hauteur des deuxième et troisième espaces intercostaux gauches, le premier bruit s'accompagne d'un véritable frottement donnant la sensation de cuir neuf; et le deuxième bruit prend un caractère de frottement.

Epanchement pleural droit.

Diagnostic clinique : Rhumatisme articulaire aigu (2 atteintes).

Endocardite ancienne. — Insuffisance mitrale relative.

Asystolie. — Cyanose. — Anasarque.

Pleurésie droite. — Insuffisance tricuspidienne.

Foie cardiaque.

Albuminurie.

Radioscopie le 13 juin, 04.

$$P = 45 \text{ k.}$$
$$\Sigma = 128 \text{ c.q.}$$
$$AP = 206 \text{ c.q.}$$
$$\frac{\Sigma}{P} = 2.84$$

$$\frac{AP}{\Sigma} = 1,58$$

Observation XXII

(Due à l'obligeance de M. le Dr Chatin.)

B... Claude-Henri, dix-sept ans, garçon de magasin. Entré le 15 avril 1904, salle Saint-Irénée, n° 48. Sorti le 20 mai 1904.

Diagnostic clinique : *Rhumatisme articulaire aigu à l'âge de huit ans et demi. — Maladie mitrale. — Pas d'asystolie — Pas d'albuminurie. — Thorax déformé. — Sternum projeté en avant.*

Le cœur paraît très volumineux, bat énergiquement et soulève violemment la paroi thoracique sur une grande étendue.

Tachycardie : 100.

Pouls très petit, faible, dépressible, très irrégulier, incomptable.

Pointe du cœur dans le 5e espace sur la ligne mamelonnaire, sentie encore dans le 6e espace. Battements très marqués au niveau de la pointe et du bord gauche de l'appendice xiphoïde. Frémissement court, mais très net, présystolique.

A l'auscultation, souffle systolique très intense à la pointe, s'entendant en dedans jusqu'à la ligne médiane, se propageant bien en dehors de l'aisselle et jusque dans le dos.

De plus, éclat très exagéré du premier bruit.

Dans la région de la pointe, on entend encore un petit souffle diastolique d'un timbre doux dont le maximum paraît être sur le bord gauche du sternum dans le 5e espace ; il est très localisé.

Rien au niveau des orifices artériels.

Radioscopie le 22 avril 1904.

$$P = 43 \text{ kilogr.}$$
$$\Sigma = 145 \text{ c. q.}$$
$$Ap = 222 \text{ c. q.}$$
$$\frac{\Sigma}{P} = 3,372.$$
$$\frac{Ap}{\Sigma} = 1,53.$$

Observation XXIII

(Due à l'obligeance de M. le Dr Bret.)

D... Laurent, soixante et un ans, concierge. Entré salle Saint-Irénée, n° 2, le 29 avril 1904.

Diagnostic : *Myocardite. Insuffisance aortique. Rétrécissement mitral.*

Rien dans les antécédents.

Il aurait eu deux ictus, l'un il y a un an, l'autre il y a dix mois, sans perte de connaissance complète, sans paralysie consécutive ; mais depuis, il a la parole difficile, embarrassée, et ne paraît pas être en possession de toute son intelligence.

Il vient à l'hôpital pour de la toux, de l'oppression, de la faiblesse générale.

A l'examen, on constate :

Poumons. — Emphysème, quelques râles de bronchite diffuse.

Cœur. — Pointe dans le 5e espace. Pas de souffle. Les

bruits sont bien frappés, mais il y a une arythmie assez marquée.

Pouls rapide : 100.

Les radiales sont sinueuses, athéromateuses.

Léger œdème des malléoles après marche un peu prolongée.

Un peu d'albumine dans les urines.

18 mars 1904. — La température s'élève à 38°5.

Le malade se plaint d'une oppression plus vive. On trouve à la base gauche un foyer de râles fins et du souffle.

Teinte cyanique des lèvres et des extrémités.

16 mai 1904. — *Radioscopie*. Cœur énorme venant jusque dans le sinus. Grosse aorte débordant à gauche. Sommets et bases claires, même à gauche.

14 mai. — Dyspnée. La température se maintient au-dessus de 38 degrés.

A l'auscultation on entend, localisés à la base gauche, des râles muqueux, gros, inspiratoires, et voilant la respiration.

La pointe du cœur bat dans le 5e espace très en dehors du mamelon, mais elle se déplace avec les po sitions occupées par le malade.

Il y a de la rétraction inspiratoire des espaces intercostaux.

31 mai. — Sonorité du thorax normale dans toute la hauteur en arrière. A l'extrême base D : râles crépitants fins, éclatant par bouffées à la fin de l'inspiration. Dans le reste du poumon : râles humides inspiratoires, d'un calibre plus gros et plus discrets. A gauche, gros râles humides inspiratoires, superficiels qui semblent éclater sous l'oreille. A noter le contraste très évident offert par le caractère des bruits humides des deux bases.

La respiration s'entend dans toute la hauteur, peut-être un peu moins à gauche qu'à droite.

La pointe du cœur bat dans le 5e espace, à trois travers de doigt en dehors du mamelon.

L'aire de matité précordiale est très notablement augmentée ; le bord droit du cœur déborde de 1 centimètre le bord droit du sternum. Il n'y a pas de battements épigastriques. L'espace de Traube est réduit à sa partie supérieure, ce qui semble tenir au développement anormal du lobe gauche du foie ; il est de fait que la percussion dénote une continuité parfaite entre la portion mate de l'espace de Traube, celle de l'épigastre et la matité hépatique.

En résumé, le cœur est notablement hypertrophié. Les battements ne sont pas précipités, mais assez irréguliers. Il est à noter que toute la surface précordiale est recouverte d'une lame pulmonaire où les râles d'œdème sont particulièrement intenses. Pouls : 88.

Le foie est augmenté de volume.

Le malade n'a pas de dyspnée; il supporte le décubitus dorsal.

Œdème des jambes.

Rhumatisme fibreux à la main droite.

Pas d'albumine.

1er juin 1904. — Peu de dyspnée (32 respirations par minute). Mais le pouls est lent, arythmique, avec des faux pas fréquents, si bien qu'au cœur on a de la tachycardie et, un pouls relativement lent (74). L'œdème des membres inférieurs a considérablement diminué.

Les signes pulmonaires ont disparu à gauche, mais persistent avec tous leurs caractères à droite.

Diagnostic clinique. — Myocardite

Rhumatisme fibreux. Hypertrophie cardiaque ; arythmie. Œdème pulmonaire.

Gros foie. Albuminurie passagère.

Le malade meurt le 22 juin 1904.

A l'autopsie on trouve :

Examen du cœur et du péricarde. — Une petite verrée de liquide clair citrin dans le péricarde. Quelques exsudats récents, très discrets, au niveau des gros vaisseaux.

Surcharge graisseuse du cœur assez marquée.

Aorte athéromateuse avec deux grosses plaques calcaires auniveau de l'émergence des grosses artères.

Insuffisance aortique légère à l'épreuve de l'eau.

A l'ouverture des oreillettes on constate que leurs parois sont hypertrophiées surtout à gauche. L'auricule gauche est distendu par un gros caillot dur, adhérent, sans dégénération puriforme au centre.

Pas de persistance du trou de Botal.

Le ventricule droit est notablement dilaté et un peu hypertrophié. Orifice tricuspidien normal. Etat fenêtré des valvules sigmoïdes de la pulmonaire au niveau de leurs commissures ; pas de brides intervalvulaires ; au niveau de la fenestration des valvules, le tissu est souple, mince, nullement irrégulier.

Le ventricule gauche est hypertrophié ; le myocarde, à son niveau, est dur ; la pointe du ventricule est notablement dilatée.

A l'orifice aortique on note : gros dépôts athéromateux au fond des nids de pigeons ; brides vraisemblablement endocarditiques, soudant plusieurs millimètres de sigmoïdes entre elles au niveau de leurs commissures ; pas de végétations anciennes ou récentes, Indépendamment des brides ci-dessus mentionnées, on trouve encore au niveau des commissures un état fenêtré des valvules se reproduisant à chaque extrémité de chaque valvule ; le tissu à ce niveau est souple, mince, nullement irrégulier.

L'orifice mitral, vu de côté de l'oreillette, se présente comme un pertuis extrêmement réduit de calibre, admettant à peine le petit doigt. Il est arrondi assez régulièrement ; il est impossible de distinguer la place des commissures. On note un point ecchymotique de l'endocarde sis sur la face supérieure de la petite valve.

Vu du côté ventriculaire, on constate la forme d'entonnoir complet prise par les deux valves soudées. Cet entonnoir a des parois extrêmement épaisses et dures. En un point du pourtour de l'orifice existe une végétation récente, de la grosseur d'un petit pois, de surface irrégulière, tomenteuse, de coloration rougeâtre. Au niveau des piliers et des cordages tendineux, lésions classiques : raccourcissement, soudure des cordages. Sclérose des piliers presque totale avec envahissement considérable de l'endocarde pariétal tout autour de leur point d'implantation.

En somme, pour le cœur : insuffisance aortique, rétrécissement mitral extrêmement serré.

Aux poumons. — La base gauche est le siège d'une congestion marquée avec œdème abondant, le tissu pulmonaire crépite cependant et ne va pas au fond de l'eau, mais la coupe fait sourdre un liquide d'œdème séro-sanguinolent abondant. On ne voit pas de traces de pus.

Les deux sommets sont le siège d'une infiltration tuberculeuse fibro-calcaire.

Reins. — La capsule se détache facilement, mais la substance corticale est un peu réduite de volume, et on ne perçoit pas très bien la transition entre les pyramides et cette substance corticale.

Le foie est normal, de teinte un peu jaunâtre cependant.

Les organes pèsent, respectivement :

Foie : 1510 grammes
Reins : 120 chacun

Cœur : 420
Poumons droit : 600
— gauche : 1000
Rate : 320.

En résumé, à l'*autopsie :*

Péricardite.

Rétrécissement mitral. Légère insuffisance aortique.

Dilatation de la pointe du ventricule gauche.

Induration scléreuse des deux sommets.

Congestion de la base gauche.

Au moment de la radioscopie, le 16 mai, nous avions obtenu les chiffres suivants :

$$P = 44 \text{ kg. } 400$$
$$\Sigma = 151 \text{ c. q.}$$
$$AP = 260 \text{ c. q.}$$
$$\frac{\Sigma}{P} = 3,4.$$
$$\frac{AP}{\Sigma} = 1,72.$$

Observation XXIV

(Due à l'obligeance de M. le Dr Mollard.)

R. . Jacques, quarante sept ans, apprêteur, a fait plusieurs séjours, salle Saint-Eucher.

Diagnostic clinique : *Maladie mitrale.*

1er séjour. — 31 octobre-24 novembre 1900.

Rien à signaler dans les antécédents héréditaires.

Personnellement. — Ni syphilis, ni alcoolisme.

Une attaque de rhumatisme articulaire aigu qui le retint

au lit, à l'âge de vingt ans, pendant sept semaines. Pas d'autre depuis.

Il y a cinq ans, le malade éprouvait déjà des palpitations cardiaques, mais sans dyspnée, lorsque, à l'occasion d'une affection pulmonaire aiguë, il eut une grosse hémoptysie (2 litres environ).

Il resta sept mois, salle Saint-Irénée, où on diagnostiqua une cardiopathie.

Depuis deux mois, crises douloureuses subites dans l'hémithorax droit, avec point très douloureux au niveau du mamelon, et douleur lancinante en broche à ce même niveau. Depuis quinze jours, cette douleur est plus vive à gauche au niveau de la partie antérieure de la 10e côte.

Actuellement, facies mitral, teinte légèrement cyanique des pommettes et des lèvres, dyspnée assez vive augmentant par l'effort, palpitations.

Au *cœur*, pointe dans le 6e espace sur la ligne mamelonnaire ; on la voit battre, et sur un large espace.

Frémissement diastolique intense.

Grosse matité précordiale.

Arythmie accentuée.

A la pointe, souffle systolique intense, en jet de vapeur, se propageant dans l'aisselle et dans le dos, souffle diastolique à timbre plus bas, ne se propageant pas. En dedans de la pointe et en allant vers l'appendice xiphoïde, éclat considérable du premier bruit, avec souffle systolique prenant un timbre de ronchus sibilant et souffle diastolique disparaissant.

A la base, plutôt étouffement des bruits, sans souffle.

Pas de dédoublement du second bruit.

Pouls radial excessivement petit, arythmique et fréquent.

Pas d'œdème des jambes, ni stase veineuse.

Foie légèrement gros, sensible à la pression. Région épigastrique douloureuse en haut à la pression.

Poumons. Quelques râles d'œdème à la base gauche.

Urines foncées, avec léger disque d'albumine.

6 novembre 1900. Le malade a pris de la digitale. Cœur ralenti. Dépression systolique très étendue autour du choc en dôme de la pointe. La pointe se déplace bien dans le décubitus latéral.

Le souffle diastolique a pris le timbre caractéristique du roulement. Dédoublement du deuxième temps à la pointe.

En somme, rythme mitral typique.

Deuxième séjour, 7 août 1901. — 3 octobre.

Mêmes signes cardiaques.

Le foie a augmenté de volume.

Etat nauséeux, et vomissements alimentaires assez tôt après ingestion des aliments.

Troisième séjour, 6 novembre 1902. — 5 février 1903.

Mêmes signes, avec dyspnée de plus en plus intense, et foie encore plus volumineux.

Quatrième séjour. 11 janvier 1904. Teint légèrement jaune, sans teinte subictérique nette des conjonctives.

Foie volumineux, douloureux à la pression.

Pas d'ascite.

Léger œdème prétibial.

Au *cœur*, pointe dans le 7e espace sur la ligne axillaire antérieure.

Quelques battements épigastriques.

Très beau frémissement diastolique.

Choc un peu large, mais non en dôme net.

La matité cardiaque déborde à droite le sternum de deux travers de doigt.

La matité aortique n'est pas augmentée, pas de battements sus-sternaux.

A la pointe, souffle systolique très net, se propageant dans l'aisselle.

Un peu au-dessus de la pointe, roulement diastolique magnifique paraissant assez localisé.

On perçoit en outre un dédoublement du deuxième bruit, manifeste sur une plus grande étendue.

A l'appendice xiphoïde, souffle systolique plus rude que celui de la pointe.

Toujours rien à *l'orifice aortique.*

23 février 1904. Après avoir été, à diverses reprises, amélioré par le traitement, le malade est à nouveau plus essoufflé ; il a de l'insomnie continuelle, une teinte ictérique très prononcée.

Foie énorme descendant jusque dans la fosse iliaque droite.

Pas d'ascite.

Œdème modéré des membres inférieurs.

Cyanose des extrémités, de la face, des genoux ; taches ecchymotiques sur les pieds.

Oligurie marquée avec albumine notable.

Les bruits du cœur sont très sourds, très irréguliers. On ne distingue comme bruit anormal qu'un souffle systolique peu intense et inconstant. 120 contractions à la minute. Le pouls est incomptable.

29 février 1904. Le malade meurt.

Autopsie, le 2 mars. Pas de symphyse du *péricarde*, ni d'exsudat.

Cœur énorme ; en place, la pointe descend jusqu'au bord de la septième côte.

Il affecte une forme assez généralement globuleuse.

Les oreillettes sont énormément distendues.

Dans l'auricule droit, on trouve des caillots qui ne sont pas agoniques.

Au niveau de la mitrale, énorme bloc dur, crétacé, au milieu duquel est pour ainsi dire creusé l'orifice ; on y introduit le petit doigt avec peine et on le retire difficilement.

Aorte. Epreuve de l'eau faite plusieurs fois en changeant les conditions d'expérience : toujours rejetée.

Un peu d'épaississement des bords des sigmoïdes et légère soudure au niveau de leurs points d'insertion.

Pointe du ventricule gauche très nettement globuleuse, en gourde. *Paroi* du ventricule gauche épaisse.

Rien au cœur droit.

Pas de poussée d'endocardite récente.

Poumons. Infarctus récent de la région moyenne du poumon droit. Congestion et œdème du reste des poumons.

Pas d'épanchement pleural.

Foie. Cirrhose très nette. Il présente un aspect légèrement muscade.

Les veines sont très dilatées.

Reins. Durs. Substance corticale peu réduite. Cicatrices d'infarctus anciens, étoilées.

Rate de moyen volume.

Rien au tube digestif.

Radioscopie, le 30 janvier 1904.

$$P = 74 \text{ kilogrammes}$$

$$\Sigma = 258 \text{ c. q.}$$

$$AP = 286 \text{ c. q.}$$

$$\frac{\Sigma}{P} = 3{,}48$$

$$\frac{AP}{\Sigma} = 1{,}108$$

Observation XXV

(Due à l'obligeance de M. le Dr Bret.)

M... Marie, cinquante-cinq ans, tisseuse. Entrée salle Sainte-Blandine, n° 42, le 5 avril 1904.

Diagnostic : *Insuffisance et rétrécissement aortiques. Gomme syphilitique du tibia.*

Rien dans les antécédents.

Douleurs dans les membres inférieurs survenues il y a trois semaines, assez rapidement. Depuis elle n'a pu marcher.

On constate un léger œdème malléolaire. La pression est très douloureuse au niveau du mollet. Impotence fonctionnelle complète. La marche étant impossible, on ne peut voir s'il y a de l'incoordination. Réflexes rotuliens conservés. Pas de troubles de la sensibilité.

Au cœur, pointe dans le 6e espace, sur la ligne mamelonnaire ; pas de frémissement, pas de dôme.

A l'auscultation à la pointe : bruits un peu rapides, réguliers, à timbre très légèrement soufflant. En se rapprochant de l'appendice xiphoïde on perçoit un double souffle, systolique et diastolique, très net à ce niveau, qui diminue si l'on remonte le long du bord gauche du sternum, mais qu'on retrouve assez fort dans le 2e espace intercostal droit, sans propagation manifeste vers la clavicule.

Pouls régulier et bondissant.

Double souffle crural.

On ne sent pas l'aorte au-dessus de la fourchette.

Battements artériels modérés.

Le facies est pâle. La malade éprouve parfois des vertiges, et ressent des palpitations dans l'effort.

Pas d'albumine.

11 avril 1904. — Apparition d'une tuméfaction grosse comme une noix au niveau de la diaphyse du tibia gauche, adhérente à l'os, ayant tous les caractères d'une gomme.

Cette tuméfaction a disparu sous l'influence du traitement spécifique.

Radioscopie, le 29 avril 1904.

$$P = 43 \text{ kgr. } 500$$
$$\Sigma = 155 \text{ c. q.}$$
$$AP = 258 \text{ c. q.}$$
$$\frac{\Sigma}{P} = 3,563$$
$$\frac{AP}{\Sigma} = 1,664$$

Observation XXVI

(Due à l'obligeance de M. le Dr Chatin.)

B... Claude, cinquante-quatre ans, journalier.

Premier séjour, salle Saint-Irénée, du 18 juillet 1903 au 2 août 1903.

Deuxième séjour. — 23 août. — 28 septembre 1903.

Troisième séjour. — 6 janvier. — 20 janvier 1904.

Quatrième séjour. — 9 avril. — 20 avril 1904.

Diagnostic clinique : *Insuffisance aortique.*

Rien de caractéristique dans les antécédents. Ethylisme.

Tous les examens du cœur faits dans ses différents séjours ont donné des signes concordants : Pointe difficile à localiser, environ dans le 5e espace sur la ligne mamelonnaire; pas de choc en dôme; souffle diastolique intense, bruyant, à maximum au niveau du 2e espace droit, s'entendant dans toute la région précordiale, se propageant vers la clavicule et dans une grande étendue du thorax.

Double souffle crural.

Pouls de Corrigan.

Radioscopie, le 21 février 1904.

$$P = 56 \text{ kilogrammes.}$$
$$\Sigma = 209 \text{ c. q.}$$
$$AP = 310 \text{ c. q.}$$
$$\frac{\Sigma}{P} = 3{,}91$$
$$\frac{AP}{\Sigma} = 1.4$$

TABLEAU RÉSUMANT LES DONNÉES DES OBSERVATIONS PRÉCÉDENTES

(Affections cardiaques primitives ou secondaires diverses)

N° de l'observation	DIAGNOSTIC RÉSUMÉ	POIDS du malade P	AIRE cardiaque Σ	AIRE pulmonaire AP	RAPPORT $\frac{\Sigma}{P}$	RAPPORT $\frac{AP}{\Sigma}$
I.	Pouls lent arythmique . .	75	113	256	1.33	2.26
II.	Myocardite, asystolie . .	83	138	252	1.4	1.8
III.	Insuffisance mitrale, arythmie	67	109	184	1.65	1.6
IV.	Cœur brightique	68	125	290	1.8	2.32
V.	Rétrécissement mitral . .	57	105	195	1.84	1.857
VI.	Insuffisance mitrale. . .	49	92	302	1.9	3.28
VII.	Cœur brightique	50.9	96	246	1.92	2.5
VIII.	Myocardite.	46.9	90	240	1.95	2.66
IX.	Insuffisance aortique . .	51	102	180	2	2.745
X.	Rétrécissement mitral . .	46	96	234	2.08	2.437
XI.	Maladie mitrale. Insuffisance aortique. . . .	46.5	108	242	2.12	2.24
XII.	Rétrécissement mitral. Grossesse	52 7	117	255	2.22	2.12
XIII.	Insuffisance mitrale. Insuf. aortique. Bruit de galop.	48	109	223	2.3	2
XIV.	Rétrécissement mitral . .	56	130	172	2 363	1.323
XV.	Péricardite aiguë rhumatismale	33	80	154	2.424	1.925
XVI.	Rétrécissement mitr.léger.	48	118	198	2.5	1 7
XVII.	Endocardite rhum. Hypert. cardiaque. Insuf. mitrale.	55	124	228	2.255	1.8
XVIII	Péricardite aiguë rhumatismale	47	120	238	2.55	1.9
XIX.	Rétrécissement mitral?. .	50	130	204	2.6	1 57
XX.	Emphysème pulm. Dilatation du cœur	46	128	278	2.78	2.17
XXI.	Insuffisance mitrale. Insuffisance tricuspidienne .	45	128	206	2.84	1.58
XXII.	Maladie mitrale	43	145		3.372	1.53
XXIII.	Myocardite Insuffis. aortique. Rétrécissem mitral.	44.4	151	260	3.4	1.72
XXIV.	Maladie mitrale	74	258	286	3.48	1.108
XXV.	Insuffisance et rétrécissement aortiques. . .	43.5	155	258	3 563	1.664
XXVI.	Insuffisance aortique . .	56	209	310	3.91	1.4

Ce tableau permet de constater que, dans les affections cardiaques considérées, le quotient de l'aire cardiaque divisé par le poids du sujet oscille entre 1.33 et 3.91, donnant une moyenne générale d'environ 2.6. Si on se reporte aux données normales (rapports de 1.10 à 1.60, moyenne = 1.4), on constate déjà par ce simple fait qu'on a affaire à de gros cœurs.

En constatant d'autre part que, dans ce tableau, le rapport de l'aire cardiaque à l'aire pulmonaire oscille entre 1.10 et 2.7 au lieu de 2.3 à 4.4 pour le cœur normal, avec une moyenne d'environ 2.2 au lieu de 3.4, on voit encore d'une façon aussi évidente qu'on a affaire à de gros cœurs.

Par opposition avec ce tableau, nous en avons dressé un autre donnant les dimensions et les rapports du cœur chez les tuberculeux, et qui montre que, chez tous les tuberculeux observés, le cœur est petit ; d'une façon générale, cependant il s'écarte moins des moyennes du cœur normal que les cœurs dont nous venons de parler.

Avant de passer à ce tableau, il nous a paru intéressant de donner l'observation d'un malade ayant un rétrécissement de l'artère pulmonaire. Là ausssi, il s'agit d'un cœur petit ; mais, n'ayant que ce cas isolé, il ne pouvait être question de le faire entrer dans les séries des autres. Il servira de transition entre les gros cœurs et les petits cœurs.

Observation XXVII

(Due à l'obligeance de M. le Dr Mollard.)

R... Ernest, dix-huit ans, domestique. Entré salle Saint-Eucher, n° 14, le 1er juin 1904.

Diagnostic : *Rétrécissement de l'artère pulmonaire.*

Rien dans les antécédents héréditaires.

Personnellement, rougeole dans l'enfance.

Depuis son bas-âge, il dit être essoufflé dans la marche et dans les efforts, obligé de s'arrêter, de s'asseoir parce qu'il a des points de côté, de la congestion du visage, les mains violacées.

L'année dernière, crachements de sang deux fois à trois jours d'intervalle. Cette année, au printemps, deux ou trois crachats sanglants.

Il tousse un peu depuis un an.

Il a des céphalées fréquentes. Mais pas d'insomnie, pas de vertige, pas de syncope, pas de troubles digestifs.

C'est un enfant dont le développement physique paraît retardé et qui n'a pas de troubles intellectuels.

Au visage, il existe une coloration violacée, surtout marquée au nez, aux joues, aux lèvres et aux oreilles. Les mains sont aussi violacées, froides, et les ongles incurvés, hippocratiques. Les pieds n'ont pas de coloration spéciale, mais ils deviennent plus rouges à certains moments, d'après le malade.

Poumons. — Sonorité et vibrations normales.

Râles gros, sibilants, rares, mais assez fixes, vers sommet droit, sommet gauche et région moyenne gauche, en arrière. Ils apparaissent surtout après la toux. La respiration est soufflante aux deux sommets.

Cœur. — La pointe est dans le 5e espace, sous le mamelon. Le choc est peu fort.

Pas de thrill à la pointe, mais thrill à la base, à gauche du sternum.

Souffle systolique intense au foyer pulmonaire, se propageant surtout à gauche, s'entendant mal dans les vaisseaux du cou. Il paraît unique.

Un peu d'arythmie.

La matité précordiale vient jusqu'au bord droit du sternum. Pas de battements épigastriques.

On sent légèrement l'aorte dans le creux sus-sternal.

Pouls petit, régulier à 96.

Radioscopie le 17 juin 1904.

Les deux poumons sont gris uniformément dans les deux tiers supérieurs et plus à gauche. Il s'agit peut-être de congestion simple.

Le cœur droit déborde un peu.

Le cœur est petit.

$$P = 42 \text{ k. } 800$$
$$\Sigma = 74 \text{ c. q.}$$
$$AP = 272 \text{ c. q.}$$
$$\frac{\Sigma}{P} = 1{,}75$$
$$\frac{AP}{\Sigma} = 3{,}67$$

Bouchard signale (*Traité de Radiologie médicale*, 1904) que « chez nombre de débiles, d'anémiques, de tuberculeux ou de candidats à la tuberculose, on voit très restreintes les dimensions de l'ombre cardiaque, presque tout entière confondue avec l'ombre médiane de la colonne vertébrale et du sternum, qu'elle ne dépasse guère à gauche que par la pointe. » C'est ce que nous avons vérifié chez tous les tuberculeux que nous avons fait passer devant l'écran, et c'est ce qui ressort très clairement des chiffres exposés dans le tableau suivant :

CŒURS DES TUBERCULEUX

(Petits cœurs)

MALADES	LÉSIONS	P	Σ	Ap	$\frac{\Sigma}{P}$	$\frac{AP}{\Sigma}$
D... Saint-Irénée, nº 15, 26 fév. 1904.	Tub. pulm. Infiltration des deux sommets	57	92	456	1.6	5.065
Des., Anne, Sainte-Blandine, nº 53, 13 juin 1904.	Infiltration des deux sommets. Pleurésie G. Hépatisation bilatérale . . .	48.5	118	250	2.43	2.1
B. François, St-Irénée, nº 56, 18 mars 1904	Ramollissement du sommet gauche. Caverne à droite.	51	72	294	1.41	4.08
N... Saint-Irénée, nº 52, 26 févr. 1904.	Induration des sommets. Gros ganglions du hile .	64 7	74	345	1.15	4 39
Br... Jean, Saint-Irénée, nº 38, 26 févr. 1904.	Induration des deux sommets. Pleurésie G. Mal de Pott?	53.3	85	298	1.60	3.50
P.., Saint-Irénée, nº 44, 26 fév. 1904.	Infiltration des 2 sommets et de la région moyenne droite	55	94	363	1.70	3.84
Détr... Saint-Irénée, nº 58, 8 fév. 1904.	Induration légère des sommets	55 3	76	294	1.38	3.86
M... Saint-Irénée, nº 64, 19 fév. 1904.	Obscurité légère des sommets. Très petite taille. Morphinomane	47.4	75	299	1.59	3.97
R... Jean, St-Irénée, nº 46, 7 mars 1904.	Infiltrations étendues . .	53.7	88	390	1.64	4.43
D... Saint-Irénée, nº 40, 12 fév. 1904.	Tub. des sommets. Forme fibreuse.	67.2	84	315	1.25	3 75
M... Sainte-Blandine. nº 10, 28 mars 1904.	Tub. pulm. probable. . .	47	102	250	2.17	2.45
F... Marg. Margnolles, nº 15, 29 fév. 1904.	Tub. pulm. au début . .	48	76	366	1 58	4.815
V... Marie, Ste-Clotilde, nº 9, 24 fév. 1904.	Infiltration des sommets. Gros ganglions du hile .	48.8	90	270	1.84	3
B. Marie, Ste-Clotilde, nº 30, 29 fév. 1904.	Caverne au sommet D. (?).	41	81	226	2	2 79

CONCLUSIONS

I. La radioscopie orthogonale, pratiquée avec l'appareil de M. le Dr Destot, de Lyon, permet de voir exactement l'ombre cardiaque et d'en obtenir des tracés et des mensurations rigoureusement fidèles.

II. Chez l'homme sain, l'ombre cardiaque ainsi obtenue est variable comme forme et comme dimensions.

Les dimensions varient surtout d'après le poids du sujet.

Le rapport obtenu en divisant l'aire cardiaque par le poids oscille entre 1.10 et 1.60 pour des poids de 50 à 80 kilogrammes (d'après thèse Grognard, Lyon, janvier 1903); moyenne générale : 1.40.

Le rapport obtenu en divisant le total des deux aires pulmonaires par l'aire cardiaque oscille entre 2.3 et 4.4, donnant une moyenne de 3.4.

III. Les cœurs pathologiques étudiés par nous peuvent se diviser en gros cœurs (affections cardiaques primitives ou secondaires diverses), et petits cœurs (tuberculeux).

Pour les gros cœurs, le rapport de l'aire cardiaque

au poids du corps oscille entre 1.30 et 3,90, donnant une moyenne de 2,60.

Le rapport de l'aire cardiaque aux aires pulmonaires oscille entre 1,10 et 2,70, ayant comme moyenne 2,20.

Pour les petits cœurs, le rapport de l'aire cardiaque au poids du corps oscille entre 1,15 et 2,45, avec une moyenne de 1,70.

Le rapport de l'aire cardiaque aux aires pulmonaires, oscillant entre 2,10 et 5,065, donnent comme moyenne : 4.

INDEX BIBLIOGRAPHIQUE

ANGERER, Bestimmung von Lage der Fremdenkœr per mittelst der Rœntgenstrahlen (Centralblatt. f. Chir., 7 mai 1898).

BARTH et ROGER, Traité d'auscultation.

BAUDOUIN (M.), Utilité de la fiche radiographique dans le carnet individuel (Gaz. méd. de Paris, 12, s., II, 33, 1902).

CLÈRE (A.), Sur la mensuration du cœur à l'aide des rayons Röntgen, principe d'une méthode nouvelle (Soc. méd. des hôp. de Paris, 1er juin 1900).

— L'emploi du diaphragme-iris en radioscopie et son utilité pour la détermination du point d'incidence normale (C. R. des sc., 15 octobre 1900).

ERGONIÉ, Nouveaux faits de radioscopie de lésions intra-thoraciques (C. R. Ac. des sc., 28 décembre 1896).

BOUCHARD, Quelques points de la physiologie normale et pathologique du cœur révélés par l'examen radioscopique (C. R. Ac. des sc., 8 août 1898).

— L'ampliation de l'oreillette droite du cœur pendant l'inspiration démontrée par la radioscopie (C. R. Ac. des sc., 24 janvier 1898).

— Traité de radiologie médicale, 1904.

CONTREMOULIN, Critique de l'appareil de Mergier et description du sien (Rev. ill. de polytechn. méd. et chir., 30 avril 1898).

CRIEGERN (von). — Le résultat de l'examen du cœur humain avec la méthode de Rœntgen (Congrès de méd. int., Wiesbaden, 1899).

DEBOVE et ACHARD, Manuel de diagnostic.

DESTOT et SAUVE, Radiocinématoscopie (Nuovi lincei, Rome, fév. 1897, mars 1898 et Rapport présenté au premier Congrès internat. d'électr. et de radiol. méd. de Paris, 1900).

DESTOT et VALLAS, Mensuration du thorax et du cœur par la radioscopie (Province médicale, 15 novembre 1902 et Lyon médical, 23 nov. 1902).

— Diagnostic de la tuberculose au début et des cardiopathies par la radioscopie orthogonale (Lyon médical, 5 et 19 juin 1904).

ESPINA Y CAPO, Etude de rectification de l'aire cardiaque au moyen des rayons X (Commun. prés. au IIe Congrès internat. d'électrol. et de radiol. méd. de Berne, sept. 1902).

GROGNARD, Le cœur à l'état normal. Etude de radioscopie orthogonale (th. de Lyon, janvier 1903).

GUILLEMINOT, Des incidences en radiologie (Arch. élect. méd., 15 mai et 15 août 1899).

— Précision de l'incidence en radiographie par l'emploi du radiogoniomètre (Arch. élect. méd., 15 avril 1900).

— Dispositif permettant d'obtenir le graphique des projections normales d'organes en radioscopie clinique (Arch. électr. méd., 15 nov. 1900).

— Mensuration des diamètres et de l'aire du cœur (Arch. élec. méd., déc. 1902).

GUILLOZ, Des méthodes propres à réaliser la radioscopie stéréoscopique (C. R. Ac. des sc.).

GRUNMACH (E.) und WIEDMANN, Ueber die Aktinoskopische methode zur exakten Bestimmung der Herzgrenzen (Deuts. med. Wochens, 21 August, 1902).

IMBERT et BERTIN-SANS, Radiographies stéréoscopiques (Ac. des sc., 30 mars 1896).

LÉVY-DORN, Zur Untersuchung des Herzens mittels Röntgenstrahlen (Verhandl, des Kongr. f. inn. Mediz, 1899).

MARIE et RIBAUT, Mensurations stéréoscopiques (Ac. des sc, 8 août 1898).

— Mesure des profondeurs en radiographie stéréoscopique (Arch. d'électr. méd., 15 nov. 1899, 15 juillet 1900).

MACKENZIE-DAVIDSON, A method of precise localisation and meas rement by means of the Rœntgen rays (Lancet, 16 oct. 1897).

MAYET, Séméiologie du cœur, in Traité de pathologie générale.

MORITZ, Orthodiagraphie (München med. Wochens., n° 29, 1900 et n° 1, 1902).

ROUILLÈS LACROIX, Dispositif nouveau de radioscopie stéréoscopique (Arch. élect. méd., 15 avril 1899).

SANTIARD (P.), Etude de l'aire de projection du cœur sur la paro i thoracique par la radioscopie (th. Paris, 1900).

TEISSIER (J.), Communication à la Société nationale de méd. de Lyon, 1901, et à la Soc. méd. des hôpitaux de Paris, 8 mars 1901.

VARIOT et CHICOTOT, Mensuration de l'aire du cœur par la radioscopie (C. R. de l'Ac. des sc., 27 juin 1898).

— Etude radioscopique des mouvements d'oscillation du cœur chez l'enfant sous l'influence du décubitus latéral droit et gauche (Bull. de la Soc. des hôpitaux, 17 mars 1899).

WLINBERGER, Zeitschrift für Heilkunde, 1900, Wien und Leipzig Ueber die Rœntgenographie des normalen Mediastinum).

WILLIAMS (Francis), de Boston, Les rayons de Röntgen dans les maladies thoraciques. Commun. au Congrès de méd, américain, 5 mai 1897 (In the American Journal of the medical sciences, Philadelphie, déc. 1897, p. 665).

Lyon. — Imp. A. REY 4, rue Gentil — 36742

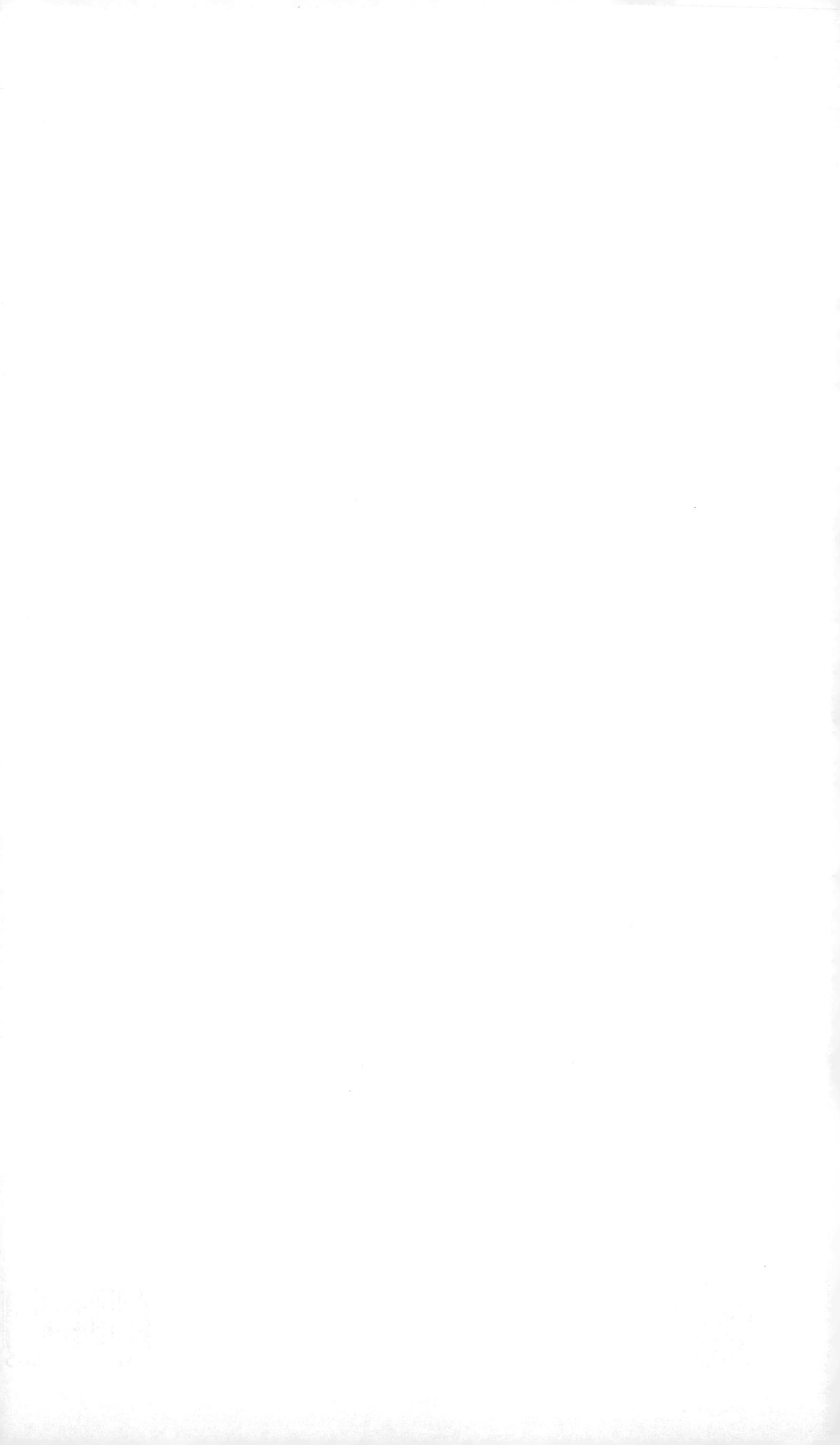

www.ingramcontent.com/pod-product-compliance
Ingram Content Group UK Ltd.
Pitfield, Milton Keynes, MK11 3LW, UK
UKHW020353230726
13925UKWH00003B/1103